《科学传奇——探索人体的奥秘》系列丛书

# 面孔的趣事

《科学传奇——探索人体的奥秘》
编委会　编著

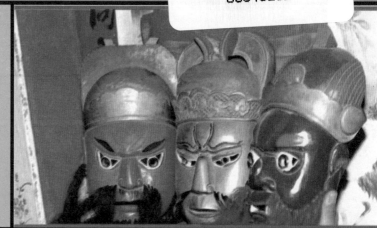

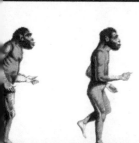

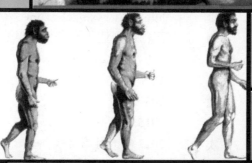

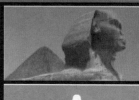

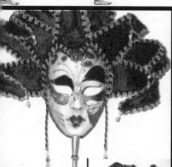

西南交通大学出版社
·成都·

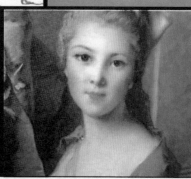

图书在版编目（ＣＩＰ）数据

面孔的趣事 /《科学传奇：探索人体的奥秘》编委会编著. —成都：西南交通大学出版社，2015.1
（《科学传奇：探索人体的奥秘》系列丛书）
ISBN 978-7-5643-3706-3

Ⅰ．①面… Ⅱ．①科… Ⅲ．①面－普及读物 Ⅳ．①R323.1-49

中国版本图书馆 CIP 数据核字（2015）第 016912 号

《科学传奇——探索人体的奥秘》系列丛书

## 面孔的趣事

《科学传奇——探索人体的奥秘》编委会　编著

| | |
|---|---|
| 责 任 编 辑 | 张慧敏 |
| 图 书 策 划 | 宏集浩天 |
| 出 版 发 行 | 西南交通大学出版社 |
| | （四川省成都市金牛区交大路 146 号） |
| 发行部电话 | 028-87600564　028-87600533 |
| 邮 政 编 码 | 610031 |
| 网　　　址 | http://www.xnjdcbs.com |
| 印　　　刷 | 三河市祥达印刷包装有限公司 |
| 成 品 尺 寸 | 170 mm × 240 mm |
| 印　　　张 | 12.5 |
| 字　　　数 | 203 千字 |
| 版　　　次 | 2015 年 1 月第 1 版 |
| 印　　　次 | 2017 年 8 月第 4 次 |
| 书　　　号 | ISBN 978-7-5643-3706-3 |
| 定　　　价 | 28.00 元 |

# 前 言

在人类世界中，面孔是人与人之间相互识别的基本物体器官，也是表情达意的重要工具，而且这一张张面孔都承载着一份文明和特殊情感，反映着人类的精神与价值。

人类和动物都有各种各样复杂的表情，而且每一种表情反映着不同的情绪和情感，都表达着不同的思想和意义。一个简单的表情可以让人喜欢让人舒服，也可以让人讨厌、让人痛苦，同样可以让人悲愤、让人怜悯。甚至一个不经意的表情，还可能变成影响他人和世界的力量，成为反映一个时代普通情感的窗口。

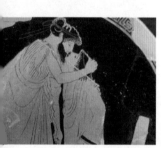

一张时尚的面孔，代表着时代的精神风貌；一张历史的面孔，折射着历史的变迁；一张真情与智慧的面孔，绽放着人生的光彩；一张沧桑的面孔，书写着这个人生活的苦难和艰辛；一张温润和气的面孔，反映这个人的幸福和满足；一张凶恶粗暴的面孔，折射这个人的野蛮和无知。

面孔复杂而有趣，当我们走进面孔的世界，了解和掌握解读面孔的能力，也就具备了洞察他人品质和个性的能力，同时也能了解自己的面孔，了解别人对你的看法，懂得如何给他人留下更好的印象，进而提高自我意识，改善人与人的关系，让自己拥有一个良好的人际成长环境。

本书科学易懂，内容全面又不限深奥，使读者能在充满乐趣的状态下了解科学知识，丰富自己的科学视野。

# 目录
*Contents*

# Contents

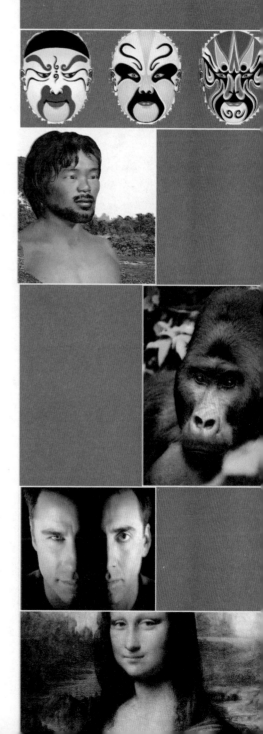

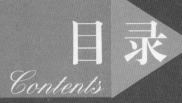

# 目录
Contents

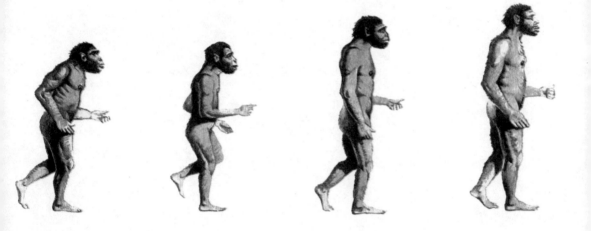

# PART1

# 第 1 章
# 面孔的由来

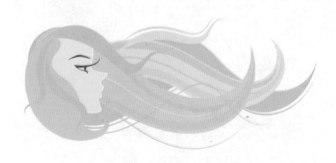

　　不知你有没有想过，我们现在的面孔是如何而来的？它是上帝的杰作，还是人类一步一步进化的结果？面部的各个器官都有着怎样的用处？眉毛为什么长在了眼睛的上面而不是下面？让我们静下心来，好好端详一下自己的脸。

# 从远古走来 >>

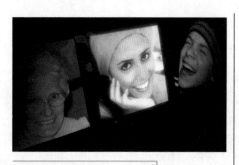

★ 人类的脸充满着奥妙

我们人类为什么会长有如此的一张脸呢？这个问题看似有些幼稚和无趣，可实际上它却是一个非常深奥和充满乐趣的命题。的确，我们人类为什么会长有脸？像很多海洋生物，诸如海胆、海星、水母，或者像陆地上的蚯蚓等不都没有长脸吗？

但是我们仔细思考一下又会发现，拥有面孔在动物的国度中，尤其是在高级动物中，却是极为普遍的现象。不管是非洲草原上奔跑的猎豹、雄狮，还是蒙古高原上铺天盖地、漫天飞行的蝗虫，更有鱼类、鸟类、爬行动物类，等等，它们都长有一张或大或小、或美或丑的脸……为什么这些动物会有一张脸，而蚯蚓等动物却没有呢？在这些动物的进化过程中，脸又是如何一步一步进化而来的呢？

如果我们想揭开这个秘密，就得从地球上一切生物的母亲——海洋——说起。在我们走进海洋之前，首先要弄明

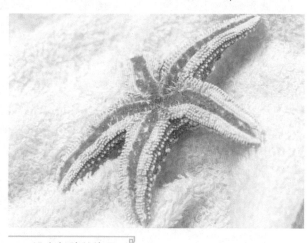

★ 没有长脸的海星

白，什么叫做"脸"？如果我们非给"脸"下个定义，或者说一张真正的脸必须具有哪些特点的话，是否可以这样说：一张真正意义上的脸必须包括嘴和鼻、耳、眼各种感觉器官。

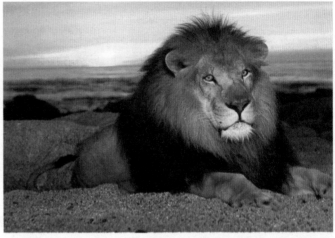

★ 威猛雄狮的脸

大家都知道，在我们这颗美丽的蓝色星球上，无尽丰富多彩的生灵，都是蔚蓝大海一手孕育出来的，海洋是地球上一切生物的母亲，我们要探究"脸"的由来，同样要走进海洋来寻找答案。

在地球生物发展史上，一张真正意义上的脸大约出现于距今 5.44 亿年以前，那时海洋中出现了很多种类的蠕虫以及一种叫做"埃迪卡拉"（Edicaran）的长得如同羽毛一样的软体动物。这些软体动物和蠕虫，有一些在不断进化的过程中，产生了奇迹——为了排泄体内的废物进化出了类似肛门的器官；为了吸收食物进化出了类似嘴的器官；同时它们为了更好地觅食，进化出了很多寻找、感受食物的感受器，比如眼点、鼻子，它们通过这些器官来寻找、辨别和食物有关的化学物质。于是，世界上第一张脸就这样诞生了。

又经过百万年的发展，由于贝类生物的出现，使得那时的海洋蔚为壮观。这个时期就是寒武纪。当时的海洋真是五光十色，里面生活着很多很多蠕

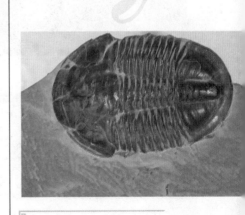

★ 三叶虫化石

## 知识链接

　　寒武纪是在地质时间上为五亿五百万至五亿四千万年前古生代初期的一段地质时间。它可区分为三个时期：始寒武纪（五亿四千万至五亿七千万年前）、中寒武纪（五亿两千三百万至五亿四千万年前）以及后寒武纪（五亿五百万至五亿两千三百万年前）。寒武纪对我们来说是十分遥远而陌生的，这个时期的地球大陆特征完全不同于今天。寒武纪是现代生物的开始阶段，是地球上现代生命开始出现、发展的时期。在寒武纪开始后的短短数百万年时间里，包括现代生物几乎所有类群祖先在内的大量多细胞生物突然出现，这一爆发式的生物演化事件被称为"寒武纪生命大爆炸"。

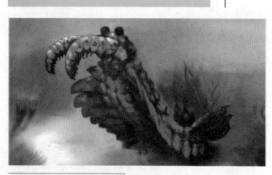

★ 欧佩比尼奥

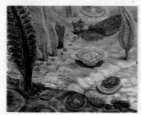
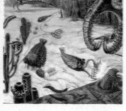

★ 寒武纪时期的海洋生物

虫。它们都长着很小的眼睛和嘴巴，却显示出了脸的雏形。在海底，还有很多像蜗牛的贝类在缓缓爬动，它们长长的触角和非常小的眼睛看起来有些怪异；更有一种微小的叫做"欧佩比尼奥"（Opabinia）的生物也在海洋里游来游去。它们有长长的鼻子、夸张的触角以及5只长得像蘑菇般的眼睛，真是有些滑稽可笑。

　　可是我们看到这些生物时，又会有一个问题不由地向我们走过来，那就是这些动物的脸，为什么都不约而同地长在了身体的前部而不是后部或者侧部呢？这的确是个值得思考的问题，而科学家们经过研究终于得出了一个让人比较满意的结论。原来，这些动物的脸之所以长在身体的前部，这与脸的作用是分不开的。脸部的形成，最早是为了方便动物觅食。当一种动物如果经常向一个方向游动时，身体前面的部分自然而然地就成为了引导前缘，嘴以及其他一些感觉器官只有在最前端，才能使这种动物最容易地在游动过程中发现、吞取食物，而如果这些器官都长在尾部，则只会使嘴里空空如也，一无所获了。再者，身体的前部在游动过程中，会经常碰到物体或发生一些情况，这就需要这个动物在最短的时间内做出反应应对。所以这些感觉器官便不约而同地长在了身

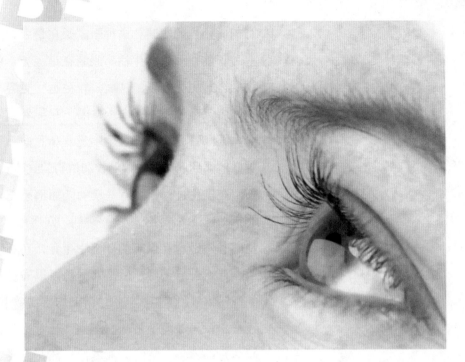

★
眼睛长在面孔的最上面是生物进化发展的结果

体的前部。一张集中了众多感觉器官的综合体——
脸——的诞生，绝对不是偶然，更不是什么上帝的
造化，而是自然进化的结果。

如果我们仔细想来，还会有一连串让我们感到
迷惑不解的问题，为什么所有动物脸部的结构都是
如此相似，如此稳固呢？比如说为什么嘴总是长在
鼻子和眼睛的下面？为什么大多数动物的眼睛是长
在脑袋的前面而不是后面？为什么鼻子会长在中间，
而鼻孔是朝下的？这些看似很难回答的问题，如果
从各个器官的功用角度去考虑，就变得简单多了。
眼睛长在最上面，对于大多数的脊椎动物来说，是
有很多好处的，这可以防止食物掉入眼睛里，更主
要的是，在以前的海洋环境里，眼睛在上，可以摆
脱身体的影子对视觉的影响。试想在几百米深的海
底，光线会变得非常昏暗，鱼类等动物就特别需要

有朝向阳光的眼睛。这种眼睛长在最上面的结构也有利于陆地动物的生活。眼睛在最上方，可以使动物的视野更为开阔，从而看得更远，更容易发现猎物或者天敌，而不是向上一看，只能看到两个向下的鼻孔和一张不断闭合的嘴巴。鼻孔向下可以使其更好地闻到地面上各种动物和植物的气味。

在进化过程中，有些动物的面部感觉器官变得非常敏锐。海洋深处，有一种叫"穴居鱼"的鱼类，他们非常适合在黑暗的环境中生存，在那种环境中虽然什么都看不到，但是穴居鱼可以通过长在身上的脊状物触须，探测到水中游动的猎物微小的波动；经常出没于沙漠地带的响尾蛇，有着非常灵敏的感知热量的本领，它的面部就像一部非常灵敏的红外线探测仪器，可以捕捉到热量的微小变化，从而可以准确地定位猎物；狗更是有着非常灵敏的鼻子，它们可以辨别出数万种不同的味道，并能分辨很远处的气味；猎豹和老虎的眼睛，就像架在脸上的一副高倍望远镜，并能够用三维立体的方式把观察到的物体定位……这些动物的面部都有非常特殊的感觉器官，这和它们各自的生活习性是密不可分的。

而我们人类的脸也是如此。人类脸的雏形可以说已经冲破

★ 猎豹的眼睛就像架在脸上的一副高倍望远镜

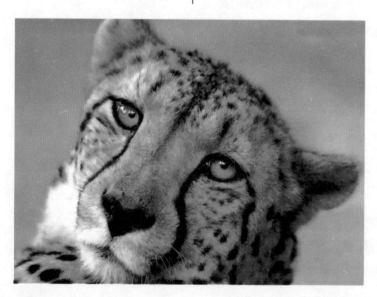

了原始生物脸部的混沌状态，突破和超越了很多哺乳动物，而出现在进化之树的最高处的枝丫上。人类的脸和类人猿、大猩猩甚至是猴子等灵长类动物的脸无疑有着很多的相似之处，但这并不能说我们人类的脸就能够和这些灵长类动物的脸画上等号，

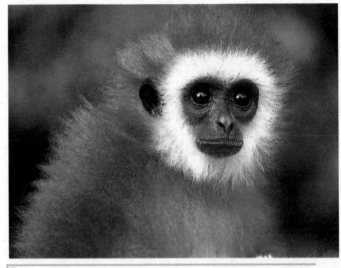

★ 我们人类的脸和灵长类动物的脸有很多相似之处

因为人类的脸有着区别于这些动物的很多明显特征。

首先，我们人类相对较小的嘴，把人类和这些体形硕大、遍体黑毛的动物（我们人类的近亲）截然地分开了。你仔细观察一下我们人的头部，它和猿猴相比有两处明显的区别：人的大脑变大了，嘴却变小了。

人类和这些动物最初的分化发生在大约距今200万年前，那时我们人类祖先的食物从难消化的多纤维食物变成了一些相对容易消化的食物。这一饮食结构的变化给人类身体结构带来的变化是不言而喻的。它的第一个结果就是人类的消化道不再像类人猿那样肥大，而变得相对小了。消化道变小后，人体自然就可以把更多的能量分配给身体其他器官。因此，以前用于消化系统的大量能量，就能重新分配供给大脑，于是通过进化，大脑容量变大了。

与此同时，选择易于消化的食物也意味着人类的脸可以进化得更小一些，由于人类在咀嚼时已经

用不着硕大锋利的牙齿，更不必再用巨大的颌骨来撕咬那些劣质的、不熟的食物，整个咀嚼系统都相应变小了。嘴不再是突出的，这使得我们脸部的线条变得越来越平，经过数万年的进化，就形成了我们现在的脸型。

我们人类的脸为什么同很多哺乳动物不一样，没有长着毛呢？一张光滑洁净的脸会被大家喜欢和爱惜。相反，如果满脸都是痤疮、粉刺之类的东西，而且脏兮兮的，都是皱纹……这样的一张脸很容易让人们产生反感，这又是为什么呢？

这还要从进化的角度来解释。大家都知道，我们人类在进行交流的过程中，主要是靠语言和表情动作。但很多动物并不是如此，比如，蚂蚁靠触角和气味，海豚靠它们声带发出的超声波，就是一些和我们人类有着"近亲"关系的初级灵长类动物，也很少通过复杂的表情来进行交流。非洲卷尾猴会利用它们的尾巴来传递信号。公猴子们把自己的尾巴高高地旋转扭曲起来，然后发出一种特殊的香气，香气顺着空气慢慢地飘散开来，这可以引起很多异性的青睐，它们就是通过这样的方式来向异性求爱。可是人类和一些高级的灵长类动物，在进化初期就选择了与众不同的交流方式，那就是声音和表情动作。特别是人类，在进化过程中产生了复杂的交流方式——语言，这简直就是一个奇迹。但是在人类的进化初期，人们的语言表达远远没有现在这样丰富

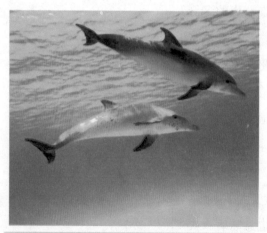

★ 海豚靠它们声带发出的超声波进行交流

多彩，所以更多的交流，只有通过表情动作来完成。而脸部，又是人们表达表情动作的主要"场地"，所以，如何能使人的脸成为人们交流的主要工具，就显得尤其重要。

一张无毛的脸，正好符合这个要求。虽然我们知道地球上诸如狮子、狗、猫，尤其是大猩猩、猴子等一些高级的哺乳动物，它们也可以用脸来传递部分信号。但是，一张光滑无毛的面孔，却能够大大增强信号传递的深度和广度。我们人类的面部表情所传达的信息是非常清晰、细腻的，可以说已经达到了地球上任意一个物种都望尘莫及的程度。在人类漫长的进化过程中，由于面部表情达意的需要，脸上的毛发变得越来越少，直至全部消失。也正是在此过程中，人类一步一步地走向了文明。

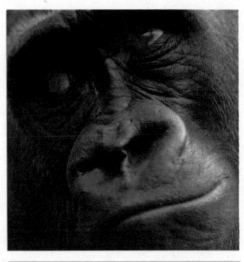

★ 大猩猩的脸也有一些简单的表情

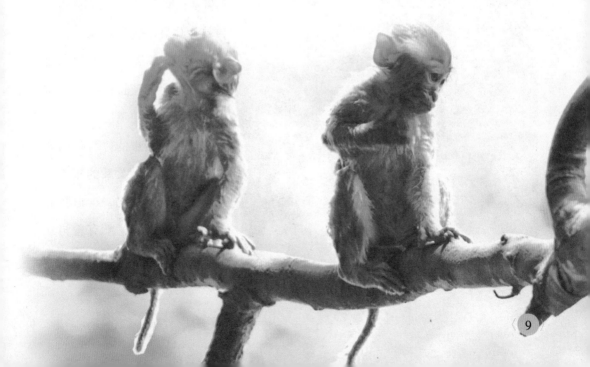

# 昔日的武器 >>

XIRI DE WUQI

当你看到两只狗厮打在一起，或者看到一头狮子正在张开血盆大口撕咬猎物时，你是否会想到这样的问题：我们人类为什么不会把自己的嘴巴当成武器呢？是不是在进化初期，或者很久以前的某个时期，人类也一度把自己的嘴巴当成争斗时或者狩猎时的主要武器呢？即使在今天，人们斗殴或者与他人搏斗时，也会偶尔使用自己的嘴巴作为"武器"攻击别人，这是不是源于一种原始的冲动呢？

我们现代人的脸，一个很重要的特征就是没有立体感，不管从正面看，还是从侧面看，和其他哺乳动物比起来，都显得非常扁平，特别是嘴巴，没有一点突出的痕迹。这种结构的脸，要是想用嘴巴去攻击别人，是相当困难的。与我们人类有着"近亲"关系的猿类，都有着突出的嘴巴，难道我们人类从一开始起，就有着与众不同的脸型吗？在从猿到人的

★ 在从猿到人的进化图中我们可以看到人类面孔的发展变化过程

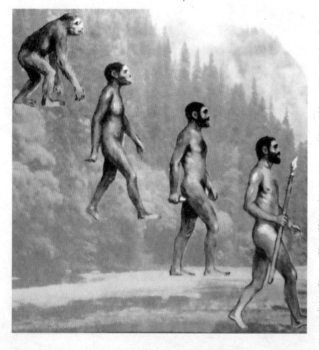

进化过程中，我们面部的结构又发生了哪些细微的变化呢？我们人类到现在为止，脸部的进化是趋于静止，还是在不断向前迈进呢？

让我们一起走进从猿到人的进化过程，来看看我们人类的面孔，在这个漫长的岁月里，都发生了怎样的变化吧。说起从猿到人的进化，还是要从古老的非洲大陆说起。

在距今大约500万年到130万年的非洲大陆，生活着一种我们现在的人们通常称作为"南方古猿"的类人猿物种，它们栖居在当时非洲大陆的林地过渡带。这些类人猿长得很像现在的黑猩猩，窄小的额头，突出的嘴巴，短小而粗悍的牙齿……

但是这种物种已经逐渐开始用两条后腿走路，这很接近于我们现代人类的直立行走。这种直立行走的姿势，在很大程度上使得脸部不再作为一种攻击他人的武器。我们都知道，大多数靠四条腿走路的高级哺乳动物，它们在行走的过程中，脸部都是处在身体的最前端，因此被暴露在了最易受到攻击的部位。这种结构势必要求脸部为了保护自己要做出反应，于是下颌和嘴巴（尤其是牙齿）由此自然地成为了保护自己、攻击别人的最佳选择部分。因为锋利的牙齿在前，这就好比是一只标枪，前端的部分是最硬的，它直指被攻击者，脸部成为了自己最有利的天然武器。像狮

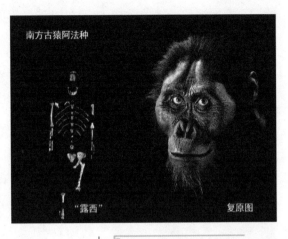
南方古猿阿法种
"露西"　　　　　复原图

★　南方古猿复原图

## 知识链接

南方古猿：南方古猿属于灵长目人科。它是灵长类中唯一能两足直立行走的动物。最早的南方古猿化石是1924年在南非开普省的汤恩采石场发现的，它是一个古猿幼儿的头骨。这个头骨很像猿，但又带有不少人的性状；脑容量虽小，但是它比黑猩猩的脑更像人；从头骨底部枕骨大孔的位置判断，它已能直立行走。随后，在南非以及非洲的其他地区，人类学家又发现数以百计的猿人化石。经多方面的研究，直到20世纪60年代以后，人类学界才逐渐一致肯定南方古猿是人类进化系统上的最初阶段，在分类学上归入人科。

## 知识链接

智人：智人分为早期智人和晚期智人。早期智人原称"人属尼安德特种"，多简称"尼人"，相当于以前划分的古人阶段。其生存年代大约距今（二）三十万年前到五万年前，属于地质学上更新世中期后一段到更新世晚期前一段，相当于考古学上的旧石器时代中期。这个时期的人类与现代人更为接近，但仍带有许多原始性质。他们不仅会保存天然火，还学会了人工取火。晚期智人原称"智慧的人"，简称"智人"，相当于以前划分的新人阶段。这个时期的人类除有某些原始性之外，基本上和现代人相似。文化上已有雕刻和绘画艺术，这一时期还出现了装饰品。

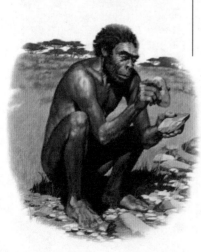

子在捕猎过程中，总是把牙齿呲出来，野猪更是在情急之下，会不顾一切地用自己的獠牙和面部撞向被攻击者。甚至是黑猩猩、大猩猩、长臂猿等与我们人类关系最近的动物，也会在"打架"的过程中，用嘴去咬对方……而当时的南方古猿却正在超越这一点。

由于南方古猿更多的已经开始直立行走，所以整个身子都被暴露在被攻击的部位。它们在躲避猛兽的攻击时，并不是用自己的嘴巴或者牙齿与猛兽相抗衡，而是采取了逃跑的办法。当它们遇到威胁时，它们会用最快的速度逃跑到树上去。这种逃跑的方式更是加快了它们后腿向着更为粗壮有力的方向进化，因为粗壮有力的双腿会有助于它们在密林中穿行，从而找出能逃到树上最快的路。

南方古猿在非洲的大陆上生活了大约好几百万年的时间，但后来却由于地球环境的变化而最终被其他的物种所取代。那时距今大约300万到250万年，当时由于气候的变化，冰河时期到来了，地球上大部分的陆地都被厚厚的冰雪所覆盖，海洋上也到处可以看到漂浮的冰山……这时的非洲气候与现在的非洲气候比起来，可以说是天壤之别：干旱的大地好几年都没有下一滴雨水，数平方千米的地面上，很少可以见到植物。以前南方古猿赖以生存的大片森林已经不复存在，当其他动物向它们进行攻击时，它们已经无处可逃，只能在这种恶劣又残酷的环境下，与其他的物种相竞争。而不幸的结果是，它们被淘汰了。随着环境的变化，南方古猿的数量不断减少，而最终被智人（homo sapiens）所取代。

可以说，智人已经有了我们现代人很多特性的雏形，他们虽然还不能称之为人类，但是他们已经是和古猿完全不同的动物。智人已经不再像古猿那样还在树上跳来跳去，他们可以完全直立行走。他们学会了用石头、木棍等驱散野兽。最为让人吃惊的是，他们可以把石块打磨成为锋利的"石刀""石斧"，用来狩猎和切割动物的皮肉。从此他们的食物结构发生了变化，因为他们有了这样的武器，就可以经常吃上动物的肉。这些智人翻山越岭不断迁徙，不断改变自己以适应环境的每一处细微变化。他们的身体逐渐苗条，前额变平，大脑容量逐渐变大，这些都使得他们越来越像我们现代的人类。他们的脸型也越来越向我们现代人靠近——突兀的嘴和鼻子变小了，变平了，牙齿也向里面收缩了不少，这很可能与嘴已经不再被用作武器有关。可以说，是直立行走解放了双手，双手又使脸发生了明显的变化。

据科学家研究表明，智人在躯干与四肢骨骼上的特征是：充分适应于直立姿态，走路时两足交替跨步。至于出现时间，还有一种说法：早期智人可能在 35 万年前出现于东南欧，20 ～ 25 万年前出现在西欧，13 万年前出现于东非。以后，在欧洲其他地方、地中海沿岸、中国以及远东地区都有智人出现的踪迹。约 2 万年前智人渡过白令海峡进入美洲。

1997 年在埃塞俄比亚东部中阿瓦什地区一个

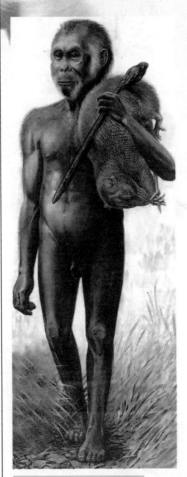

★ 智人想象复原图

干燥的山谷里，一群美国科学家，发现了古时智人的头骨。根据放射性同位素测定显示，这些头骨是生活在距今16万至15.4万年前的智人。分析这些智人的头骨我们得出这样的结论：这些智人有着相当多的现代人特征，例如头骨有较大的球形颅骨，脑颅与我们现代人接近，面部扁平。但他们也有一些较为原始的特征，例如两眼距离稍远，眉脊突出等。如果我们用现代高科技将这些头骨复原，肯定会让我们大失所望，因为这样的脸还不能称得上是真正意义上的"人脸"！

那么，真正意义上的人脸，又是在什么时候形成的呢？那是在距今12万年到13万年前或者是更晚些的时候，当时是地球上的冰川期末期，当时的智人已经开始出现了下巴，这可是非常大的一次跨越。从猿到人，为什么脸部会发生如此之大的变化，难道这都和我们不再用嘴作为武器有关吗？显然，智人学会了如何躲避动物的袭击，学会了如何狩猎、驯服动物，甚至如何耕种。这种生活方式的极大改变，

★ 从猿到人进化图，从中人们可以看到人类面孔的发展变化过程

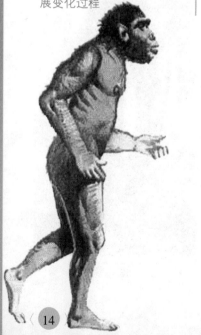

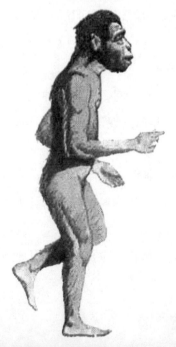

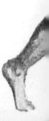

必然会影响到身体的进化。智人们的这种生活方式，已经不需要用突出的鼻子来拱草皮寻找食物，已经不需要突出的嘴将牙齿刺向外面来杀伤猎物、保护自己。他们有了发达的大脑和灵活的双手。正像达尔文在他的《进化论》中说到的那样，我们大脑使突出的鼻子、嘴巴成为了多余。

更为重要的是，智人们已经懂得了如何利用火来把生肉烤熟、如何保存火种，这样，智人们也不需要用强有力的下巴和牙齿，所以脸部大量的咀嚼肌也都消失了。这些变化都使得智人的脸越来越向我们现代人的脸靠近。

当然，这时的智人，与我们现代人还是存在着差异的，尤其表现在下巴上，我们现代人，要有着比智人更大的下巴。这又是为什么呢？英国科学家的一项最新研究，向我们解释了这一点。研究表明：

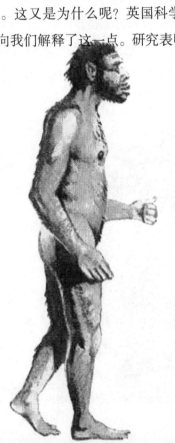

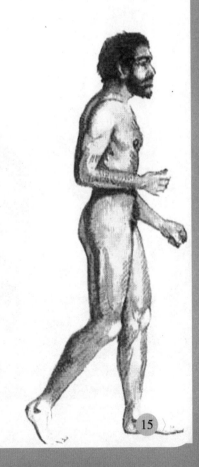

具有宽大下巴、醒目的脸颊以及宽大眉毛等面部特征的远古人类对异性更有吸引力，这在人类面部进化过程中起到了重要的作用。这一研究成果虽然只是一家之言，但是还是有着很多科学根据的。

众所周知，外表是许多动物择偶的重要因素，人类也不例外。具有吸引异性面容的远古男性更容易获得交配繁衍的机会，而他们的性状也会逐渐遗传下来。通过研究人类祖先的化石，最近英国自然历史博物馆的科学家们发现，男性在进化过程中，眉毛和上嘴唇之间的距离逐渐缩短，这一改变使他们的下巴慢慢增大，脸颊和眉毛也逐渐突显出来。

此外，研究人员还发现，伴随着上述过程，男性进化出了更短却更宽的脸型。同时，他们的犬齿变小，外表的威胁程度降低，对异性的吸引力增加。随着时间的推移，我们人类的脸还会发生怎样的进化呢？有人说，人类的脸已经进化到了完美的尽头，是这样的吗？中国的科学工作者、古脊椎动物与古

★ 智人面部复原图，这副智人面孔更接近现代人，应该属于晚期的智人。不过，他的面孔还是与现代人有一定差异的，主要表现在短小的下巴上

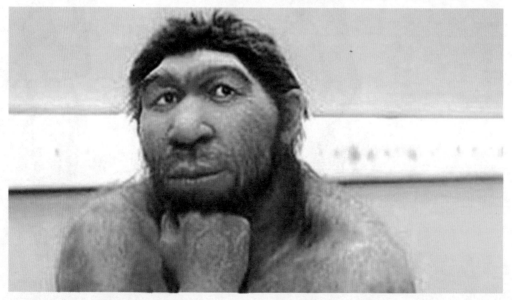

人类研究者吴秀杰给出了答案，他说中国科学院古脊椎动物与古人类研究所、吉林大学边疆考古研究中心的学者们通过研究得出结论：近 1 万年来中国人类体质特征仍在进化。这些研究者对718 例中国北方地区新石器时代、青铜铁器时代和近代成年男性颅骨反复进行了对比、分析和显著性检验，结果显示，从新石器时代经过青铜铁器时代到近代，中国距今约 1 万年前的人类脑颅和面颅趋向缩小化，鼻形趋向狭化，眼眶形状趋向高窄化，颅形趋向圆隆化。

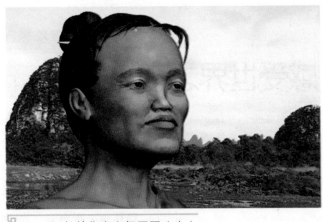

★ 一万年前华南人复原图（女）

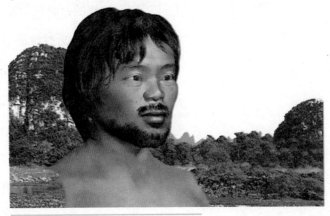

★ 一万年前华南人复原图（男）

　　如果这一研究结论是正确的话，那就意味着，我们人类今后的"脸"会越变越小。美国密歇根大学的人类学教授布雷斯表示，人类的脸每 1 000 年缩小 1% 到 2%。人类面部的骨骼逐渐缩短，牙齿也开始减少和变小。而韩国通过2004 年的一次"韩国人 25 年来外貌变化"的调查实验，更是得出了惊人的结论，韩国人的面部居然在25 年出现了明显的变小趋势。1979 年，韩国男性和女性的头部平均长度分别为 24.6 厘米和 23.3 厘米，但在 2004 年，韩国男性和女性的头部平均长度分别为 23.6 厘米和 22.3 厘米。

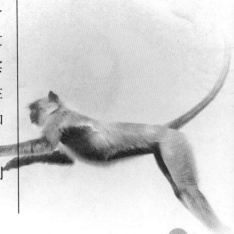

# 感受世界之窗（一）>> GANSHOU SHIJIE ZHI CHUANG（一）

我们每天靠眼睛去看东西，靠鼻子来闻气味，靠耳朵来听声音，靠嘴巴和牙齿来吃东西，可以说，我们醒来的每时每刻都在"使用"着我们脸上的器官。可是，我们又对这些器官了解多少呢？这些器官有着怎样的内部结构？我们是怎样通过这些器官来感受世界的？让我们走进这张充满着神秘器官的脸！

人们都说，眼睛是心灵的一扇窗，眼睛对于我们人类来说，是非常重要的器官。它不仅仅是我们观察世界、获取信息最为重要的工具，而且就像一泓清泉，充满着无限的生机；就像一个宝藏，充满着神秘和诱惑。眼睛可以传递智慧，表达爱情，甚至眼睛可以当作武器，来"攻击"对方，可以像一把锋利的匕首，直刺对方的心脏！眼睛是我们与世界之间一道透明的幕布，通过它，我们审视世界，通过它，我们表达情感。愤怒时，我们的目光似火，直接烧灼着对方的心灵；高兴时，我们的

★ 眼睛是心灵的一扇窗

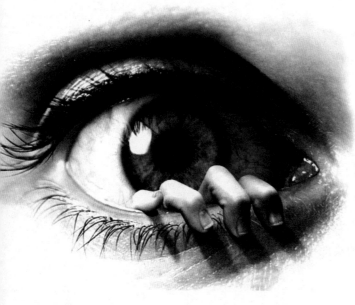

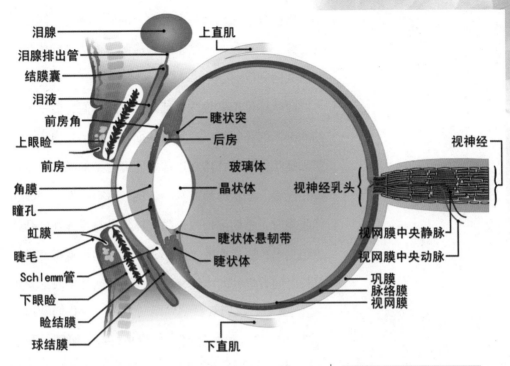

泪腺 — 上直肌
泪腺排出管
结膜囊
泪液
前房角 — 睫状突
上眼睑 — 后房
前房 — 玻璃体
角膜 — 晶状体　视神经乳头 — 视神经
瞳孔
虹膜
睫毛 — 视网膜中央静脉
Schlemm管 — 睫状体悬韧带　视网膜中央动脉
下眼睑 — 睫状体
睑结膜 — 巩膜
球结膜 — 脉络膜
下直肌 — 视网膜

★　眼睛结构示意图

目光似垂柳一样温柔，小溪一样顽皮多情；心存伟大的抱负时，我们的目光又是如此宽广，它像穹宇，像大地，像海洋……

我们人类如此多情的眼睛，是由接受光刺激的眼球及起辅助作用的眼睑、眼外肌和泪器等附器官组成。眼球近似圆球体，其外壳称眼球壁，从外至内可分为三层，即纤维膜（主要为致密结缔组织）、血管膜（为含大量血管和色素细胞的疏松结缔组织）、视网膜（为神经组织，是脑的外延部分）。眼睛的工作原理就如同一个照相机，也可以说，照相机其实就是根据我们眼睛的工作原理而发明的。我们在用相机照相的时候，首先就是要对准焦距，当你把镜头拉近或是远离物体时，物体的影像就会变得清晰或者模糊。我们眼睛在观察外面的世界时，同样会有这样一个过程——这个过程靠眼睛内的晶状体和睫状肌共同完成。

睫状体位于虹膜的根部与脉络膜之间，为一个宽约 6 毫米的环状组织，其矢状面呈三角形，内含睫状肌。睫状体与晶状体赤道部之间有纤细的晶状体悬韧带相连接。晶状体形如双凸透镜，富有弹性，当睫状体收缩时，悬韧带松弛，晶状体借助自身弹性变凸，焦距变短，屈光度随之改变，看近的物体就很清晰，若长时间看近处的物体，睫状体长时间处于收缩紧张状态，我们就会感到眼睛疲劳。当我们看远处 5 米之外的物体时，光线平行进入眼睛，两眼视轴平行，调节松弛，这时睫状体放松，使悬韧带保持紧张，晶状体变得较为扁平，使其曲率半径增大，焦距变长，就能看清远处物体。

随着年龄的增大，从 40~45 岁开始，晶状体逐渐硬化，弹性下降，睫状体的功能也逐渐下降。我们看近处物体时，因调节作用减弱，就会觉得不清楚，为了看清目标，常习惯把目标放得远一些，而看远处的物体因无需太多调节，就可以看清。这就是医学上说的"老视"，俗称"老花眼"，这时就要配眼镜来补充调节眼功能的变化。

照相机的镜头可以调节曝光度，也就是调节光线进入相机的多少，我们的眼睛同样有这

眼球成像示意图

★　眼睛成像示意图

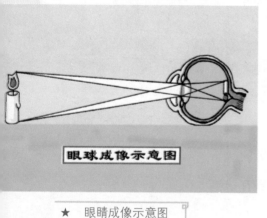

照相机成像示意图

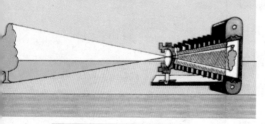

★　照相机成像示意图

样的功能，这就要靠眼睛内的虹膜来完成。虹膜其实是一条肌肉，它能够改变眼睛瞳孔的大小，从而控制光线进入眼睛的多少。很多动物的眼睛，都没有改变瞳孔的功能，所以当它们突然受到光线强弱的改变时，就会感到很炫目。

在照相机的最后方，有底片来记录镜头捕捉到的影像，在我们人类的眼睛里，与之相对应的结构是眼球后壁上面的一片很薄的网膜——视网膜。视网膜就有着非常复杂的组织结构，其中最主要的包含有对光刺激高度敏感的视杆细胞和视锥细胞，它们能将外界光刺激所包含的视觉信息转变成为电信号，并在视网膜内进行初步处理，最后以视神经纤维的动作电位的形式传向大脑。

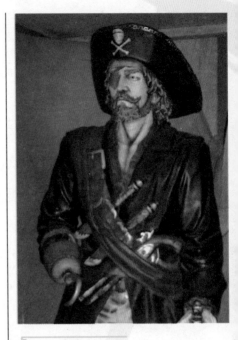

★　独眼海盗

简单了解了自己眼睛的工作原理之后，让我们对着镜子，仔细观察一下自己的眼睛，并问自己几个问题：

1. 我们为什么长着两只眼睛而不是一个或者三个？

2. 我们的眼白为什是白色的？

3. 我们瞳孔变化有规律吗？

你能轻松地回答上来吗？这是几个我们平时看来从来不介意，或者是说从不把它当作是问题的问题。也许很多人看这样的提问后，会摇摇头说，这个问题很无聊或者干脆回答是上帝

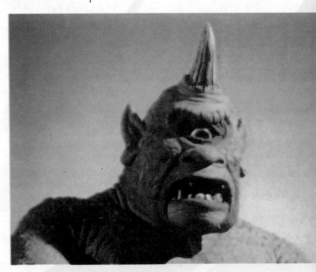

★　传说中的独眼怪兽

的杰作之类的话。其实不然，我们的眼睛之所以发展到今天，并不是谁随意创作的作品，更不是一种偶然，而是一种千百万年经过进化的必然结果。

首先看第一个问题，我们人类为什么是长了一双眼睛？仔细看一下我们周围，大多数的动物也都是长了两只眼睛，并不是只有我们人类如此。难道这是一种巧合吗？在古代的传说中，曾经有过一只眼的形象，但经常是扮演着不是魔鬼就是恶魔的角色。在现实的生活中同样如此，一只眼的形象让我们很容易联想到海盗或者恶棍。他们凶神恶煞，龇牙咧嘴，一条黑色的眼罩斜罩在眼睛上……

的确，我们上溯几百万年，甚至是亿万年，那时的很多生物都已经是两只眼睛了。两只眼睛，可以让我们从不同的角度观察眼前的物体，两只眼睛所展现在视网膜上面的影像是有着略微差别的。我们的大脑可以通过这些细微的差别来计算出物体与我们之间的距离以及物体对于我们的正确方位，用专业词语说就是"视差修正"。如果我们把自己的一只眼睛闭起来，再去做穿针引线之类的动作时，就会显得非常困难。同时，两只眼睛还可以在关键时刻起到互为备用的效果。如果在进行骑自行车等户外运动时，一不小心小飞虫跑进了眼睛，我们还有另外一只可以用，不至于一下子把自行车骑到路边的沟里。有人又会说，那我们人类为什么不多长一些眼睛，那不是有更多的备用眼睛吗？提到这个问题，我们不免想到了《西游记》中的蜈蚣精，它满肚子上都长了眼睛，而且还能当作武器用。但这只不过是神话传说中虚构的人物形象而已。大家可以想象，眼睛可以说是人体最为脆弱的地方，因而也最容易受到伤害，如果我们脸上长着很多的眼睛，虽然我们也许可以观察到来自更多方位的景物，可是我们在做动作时将变得小心翼翼，一不小心我们就有可能伤到自己的眼睛。

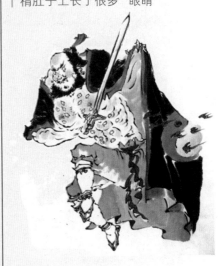

★ 《西游记》中的蜈蚣精肚子上长了很多"眼睛"

　　再看第二个问题，我们的眼白为什么是白色的？如果我们的眼白是蓝色或绿色不行吗？其实，眼白对于我们来说，是非常关键的。它的白色可以和虹膜以及瞳孔的颜色形成强烈的反差，从而突出了瞳孔的变化，也就是让我们产生了"目光"。可以说眼白的出现，并不是为了让眼睛的功能更完善，而是为了与别人交流。瞳孔的黑色（或者深棕色）可以使我们更好地感受到外界光线的刺激，是实用的需要。眼白必然要选择浅色来与之区分。白色，成为了不二的选择。白色底色衬托出的瞳孔，就像一面风信旗，表明一个人的目光是高兴还是哀伤，是兴奋还是沮丧，是愤怒还是平和……因此，我们在看到某人发怒时，就知道如果现在靠近他就会显得很危险；如果某人高兴时，我们就可以上前去和他开玩笑。可以说，

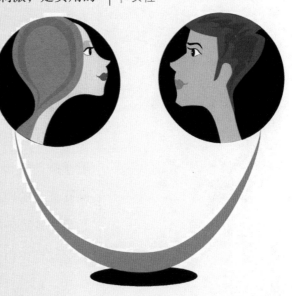

★ 男人在选择配偶方面，更倾向于寻找瞳孔偏大的女性

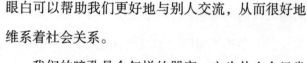
## 知识链接

海伦·凯勒（Helen Keller）：美国盲聋女作家和残障教育家。1880年出生于亚拉巴马州北部一个叫塔斯喀姆比亚的城镇。一岁半的时候一次猩红热夺去了她的视力和听力。接着，她又丧失了语言表达能力。然而就在这黑暗而又寂寞的世界里，因为她的导师安妮·沙利雯（Anne Sullivan)的努力，使她学会读书和说话，并开始和其他人沟通。而且以优异的成绩毕业于美国拉德克利夫学院，成为一名学识渊博，掌握英、法、德、拉丁、希腊五种文字的著名作家和教育家。

眼白可以帮助我们更好地与别人交流，从而很好地维系着社会关系。

我们的瞳孔是个怎样的器官，它为什么会经常变化，瞳孔的变化有着怎样的规律呢？

瞳孔，是光线进入眼内的门户，它在亮光处缩小，在暗光处散大。并且经过科学家观察发现，蓝眼睛的人瞳孔相对较大，而棕色眼睛和黑色眼睛的人，瞳孔相对较小。而且人类的瞳孔并不像我们大多数人认为的那样是圆的，而是扁状的圆形。我们的瞳孔有着非常强烈的表现力，它并不只是在光线变化时才会发生变化，如果一个守财奴看到金钱，或者有人发现自己中了特等奖的彩票，他们的瞳孔都会放大。当男人们看到一只手枪朝向自己时，或者看到一个美女在面前时，瞳孔同样会放很大。而女人看到自己心爱的宝宝或者男人时，同样会出现瞳孔放大的现象。有科学家经研究表明，男人在选择配偶方面，更倾向于寻找瞳孔偏大的女性。难怪很多描写女性美丽的词语，都会用"明眸善睐""一双水汪汪的大眼睛""勾魂的双眼"等词语。我们的瞳孔，在青少年时是最大的，随着年龄的增长会逐渐变小，在六七十岁的时候，瞳孔变小的速度会加快。所以，年轻人的眼睛都长得"炯炯有神"，而形容一个老年人的眼睛时，我们就很少用这样的词语了。

眼睛的确是我们脸部最为重要的器官之一，正如有人所说的那样，人类，在这个世界上所能做到的最伟大的事情，就是能够用眼睛去看世界！

再说鼻子，鼻子虽然长在脸上，但要是说起它的功用，可要说它是呼吸道的起始部分。鼻子可以净化吸入的空气并调节其温度和湿度。不仅如此，我们的鼻子还可以辨别气味、辅助发音。我们的鼻子对于我们的重要性可以说是不言而喻，可是，我们对于每天都在使用的鼻子似乎从来没有过多关注。一个人早上醒来，没有谁第一件事是去摸摸自己的鼻子在不在，更没有人去注意一下，我们的鼻子有没有好好地工作——正常地呼吸空气。只有当我们遇到病情时（比如说感冒），我们才会对鼻子给予足够的重视，不时地得用手去帮助鼻子排除异物——鼻涕。

也许在这个世界上，没哪个正常人可以向海伦·凯勒那样如此深刻地去感受鼻子的重要作用。因为她失明、失聪，在脸上，她能够利用的器官只剩下了鼻子和嘴巴。对于她来说，鼻子就是上帝给她的最大的恩

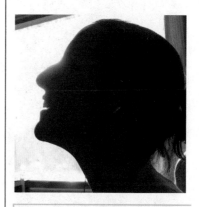

★ 与灵长类动物相比，我们人类脸上长着突出的鼻子

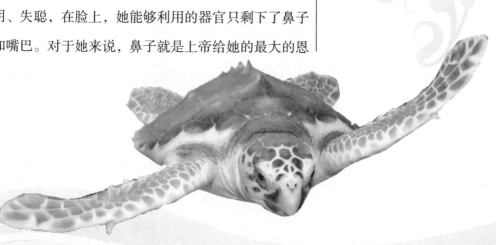

★ 海龟的鼻孔就是两个洞

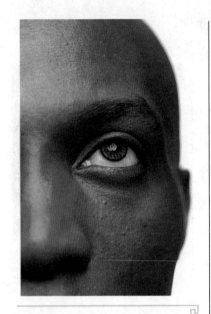

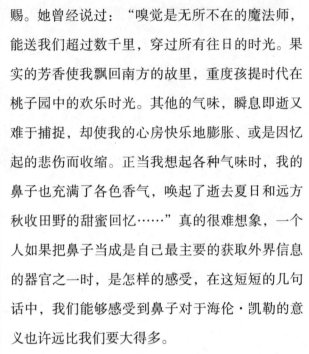

★ 有的科学家认为，我们人类突起的鼻子是人眼睛观察世界的参照物，人们在观察外面的世界时，总会参照自己的鼻子

赐。她曾经说过："嗅觉是无所不在的魔法师，能送我们超过数千里，穿过所有往日的时光。果实的芳香使我飘回南方的故里，重度孩提时代在桃子园中的欢乐时光。其他的气味，瞬息即逝又难于捕捉，却使我的心房快乐地膨胀、或是因忆起的悲伤而收缩。正当我想起各种气味时，我的鼻子也充满了各色香气，唤起了逝去夏日和远方秋收田野的甜蜜回忆……"真的很难想象，一个人如果把鼻子当成是自己最主要的获取外界信息的器官之一时，是怎样的感受，在这短短的几句话中，我们能够感受到鼻子对于海伦·凯勒的意义也许远比我们要大得多。

鼻子长在脸上，总是觉得有些突兀，平平的脸上长着一个翘起的器官，它不显得有些不协调吗？英国有位大诗人叫柯勒律治，他提到这个问题时曾经说过，我们之所以长着向前突出的鼻子，是为了方便人们的嗅觉，显然他的解释有些说不过去。弗伦左拉也对这个问题有过这样的解释：鼻子之所以长成这样，很大程度上起到一种装饰作用。这更是无稽之谈。

很多动物也都靠鼻子来嗅闻东西，可是很少有动物的鼻子向我们人类这样突出。很多海龟的鼻孔只不过是长在头上的两个洞而已，我们常常摆上餐桌的甲鱼也是如此。水中的鱼类，陆上爬跑的蜥蜴等的鼻子也不突出，就连和我们人类是近亲的黑猩猩、大猩猩等灵长类动物，也没有突出的鼻子。狗的鼻子要比我们人类灵敏得多，可它们的鼻子并不比我们人类的突出多少，而是长在了长长的嘴巴顶端……

那么，我们人类的鼻子为何长得这么突出，而且鼻孔是向下而不是向上或者水平伸出呢？

这还要从人类的直立行走说起，由于我们人类的直立行走，面部逐渐走向平坦，鼻孔向下，这可以让我们很容易就闻到从下向上的气味，我们用手拿着食物送到嘴边，在咀嚼之前，我们能够先闻到食物是否变质，是否香美。在很多时候，我们在闻东西的时候，更倾向于把鼻子凑近去闻，这与大多数动物是不一样的。大多数动物也许比我们人类的嗅觉更为灵敏，它们无需把鼻子凑到食物的近前，就可以闻出食物的气味。另外，鼻孔向下，还可以防止下雨时，鼻孔里面漏雨或者防止一些小颗粒掉入到鼻孔里。我们人类不必要像很多动物一样，要靠着鼻子来追踪猎物的气味，因为我们的大脑不断地发育，我们可以通过别的方法（比如辨别足迹等）来跟踪猎物。这对鼻子的形状改变肯定起到了某些作用。但是到目前为止，包括鼻科专家或者进化学专家们在内，也仍然没有弄清楚鼻子为什么会长成今天的模样。

**知识链接**

皮下脂肪层：皮下组织又称为"皮下脂肪层"。皮下脂肪层是一层比较疏松的组织，它是一个天然的缓冲垫，能缓冲外来压力，同时它还是热的绝缘体，能够储存能量。除脂肪外，皮下脂肪组织也含有丰富的血管、淋巴管、神经、汗腺和毛囊。在两栖类无尾类中，此处有比较发达的较宽的淋巴间隙。在鸟类和哺乳类中，此处则贮存着脂肪，形成皮下脂肪组织。

★ 大象长长的鼻子有着更多的功能

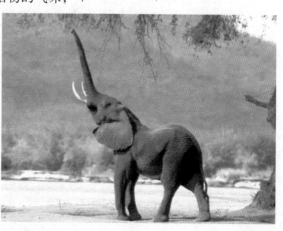

鼻子为什么会突起，有的科学家认为，我们人类突起的鼻子是人眼睛观察世界的参照物，人们在观察外面的世界时，总会参照自己的鼻子，也就是说，当我们判断我们看到的物体是否在移动时，我们下意识地把鼻子作为了参照物，这种想法的确很奇特，很有意思，但却并不具有任何的说服力，只是某个人的一家之言。

还有的科学家有着更为激进的说法，他们彻底地颠覆了我们传统意义上的人类进化论，这种理论认为：人类在进化过程中，曾经一度由于要躲避很多大型食肉动物的猎杀而要经常性地躲到水里生存，在此过程中，人类的身体发生了很大的变化，体毛逐渐消失，取而代之的是长出了厚厚的皮下脂肪层，就如同在水里生活的海豚和鲸鱼等哺乳动物一样。就在此过程中，我们人类的鼻子也发生了相应的变化，比如嗅觉开始变得迟钝，在哺乳动物的大家族中，比我们人类嗅觉还差的就剩下海豚和鲸鱼了，这一点的确如此。这种观点还认为，突起的鼻子对于水生动物来说，有着很多的好处，比如长长的鼻子可以很好地防止水进入到肺部，在游泳时，鼻子的形状还可以起到分水的效果……这种理论的确让人觉得很有意思，然而到目前为止，还没有多少科学家支持这一观点，但是它毕竟比那些不知鼻子如何长成现在这个模样的科学家们向前迈进了一步。

　　鼻子作为整个呼吸系统中最为前端的部分，在整个呼吸过程中，起着很大的作用。当空气通过鼻孔时，由于受到鼻膜所分泌的鼻膜黏液的作用，空气会变得温暖湿润，从而不至于使得肺部受到寒冷或者干燥的刺激。根据这点我们可以解释，为什么生活在热带地区人们的鼻子，要比生活在北极地区人们的鼻子小很多。

　　我们的呼吸过程总是成双成对进行的，从我们出生吸入第一口空气开始，到我们死亡时呼出最后一口气结束，我们生命的每一分每一秒，都是在呼吸中度过的，我们的鼻子从来没有停止过工作，就和我们的心脏一样。

　　鼻子还有一个很重要的作用，那就是辅助发音。很多人都知道，在单田芳的评书《白眉大侠》中，曾经出现过一个叫方书安的喜剧性角色，他由于被白眉大侠削去了鼻子，总是一说话就是怪腔怪调的，这是很自然的现象。因为鼻子有着一个很重要的作用，就是辅助发音。在我们发出的音素里面，都是借助鼻子的参与才得以完成的，我们称之为"鼻音"。当你感冒鼻塞说话时，你的许多发音就会由于没有鼻子的参与而显得很不清晰，所以很多人一下子就能听出来你感冒了。

# 感受世界之窗（二）>> GANSHOU SHIJIE ZHI CHUANG（二）

★ 一张性感美丽的嘴唇

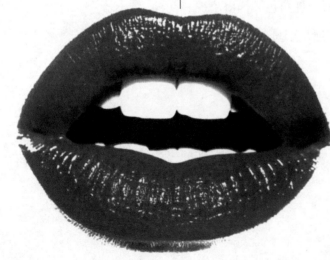

我们脸有一个最为重要，也是最为原始的器官——嘴。嘴是用于摄取食物的器官，更是可以通过它完成接吻等动作、传递情感欲望的器官。此外，我们人类的嘴还可以辅助声带发出世界上最复杂的声响——语言。

其实要是规范地说，我们的嘴并不是一个器官，而是很多器官的综合体，它包括嘴唇、牙齿、舌头。

先从最外面说起，嘴唇。一提到这个字眼，我们很容易想到的就是美女，可以说，嘴唇是人类容貌很重要的组成部分，因此，古往今来，人类尤其是女性总是千方百计地修饰美化双唇，以增添自己的魅力。早在古埃及、古罗马时代，女性就开始使用一些带色的矿物颜料及植物色素涂抹于唇部。我国古代更是用"朱唇一点桃花殷"等诗句来描述施用唇彩后女性的娇美。在现代，爱美的女性是以涂唇膏来美化自己的双唇，以此使自己变得更为美丽性感，有些女性甚至为了拥有一副漂亮的双唇铤而走险去做手术。

我们的嘴唇，到底是个怎样的器官，可以让人们对它如此重视？其实，唇的本意就是口缘之意，如果我们将自己的嘴闭上，上下两片红色的部分就叫做红唇缘，也就是爱美女性涂抹口红的地方。这里的表皮角质化程度很小，由于没有黑色素，血液的颜色透出来而发红。正如我们大家都知道的那样，当我们缺少氧气时，嘴唇就会变成暗紫色。

唇的形状，在美学上的意义仅次于眼睛。在有些情况下，甚至超过眼睛。口唇的美感主要来源于其象征意义和形式美。有人认为，唇自身并不具备曲线美，但充满着美的情感，例如，接吻可使之升华为一种美感。从形式美的角度来看，美唇从下面观，形态为上唇较下唇稍薄而又微翘起，两端嘴角向上方微挑，上唇呈弓形，红唇的边缘为红唇缘。从侧面观，上唇较下唇略松且薄，轻轻盖在下唇上，并微微突出、翘起。上唇的高度与鼻深相似，并与鼻小柱呈90度角。美唇的厚度因人而异，一般女性上唇厚8毫米，下唇厚9毫米；男性的嘴唇比女性的嘴唇厚1~1.5毫米。口裂的宽度一般以两瞳孔垂直线间的距离作标准。

在人类历史上，有很多人都对嘴唇有过歌颂，中国古代经常用"樱桃小口一点点"来形容美丽的女性。在国外也有很多，比如诗人里尔克在他的《古

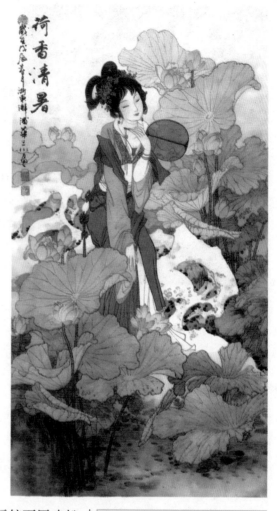

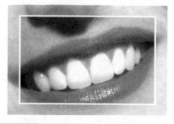

★ 中国古代经常用"樱桃小口一点点"来形容美丽的女性

★ 一口整齐洁白的牙齿会给一张脸增添不少的光彩

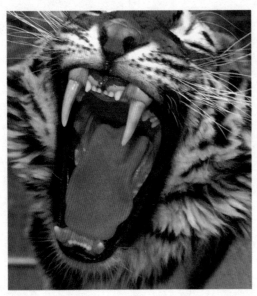

★ 作为哺乳动物的老虎，它的牙齿相对简单，只有用来撕咬肉类的尖牙

代的阿波罗》中，写道："枯萎的蔷薇花园中，叶子一片又一片地飘落，吹过颤抖的双唇。那唇一次未被用过，它静静地放着光辉……"，更有阿波林奈在《你身体上的九扇门》中这样歌颂女性的双唇："玛托莱奴的唇，是我恋人第七扇前扉，我见到了你们，鲜红的大门，我欲望的深渊……"可以说，阿波林奈对于他所描写女性双唇的喜爱，已经到了痴狂的程度。

牙齿作为我们身体上最硬的部分，也是能够保存时间最长的部分，许多原始人类或者即使现代的一些部落氏族首领，也喜欢把牙齿穿起来做成项链。我们在说话和微笑的时候，牙齿似隐似显地闪烁着，而一口整齐洁白的牙齿也会给一张脸增添不少的光彩。在进化过程中，牙齿又是怎样一步步形成的呢？

经过很多科学家的研究，认为现代意义上的牙齿是在大约 4.4 亿年以前，随着有颌鱼类的出现而形成

## 知识链接

微生物：是包括细菌、病毒、真菌以及一些小型的原生动物等在内的一大类生物群体，它个体微小，却与人类生活密切相关。微生物在自然界中可谓"无处不在，无处不有"，涵盖了有益有害的众多种类。一般地说，微生物可以分为细菌、病毒、真菌、放线菌、立克次体、支原体、衣原体、螺旋体。微生物能够致病，能够造成食品、布匹、皮革等发霉腐烂，但微生物也有有益的一面。最早是弗莱明从青霉菌抑制其他细菌的生长中发现了青霉素，这对医药界来讲是一个划时代的发现。后来大量的抗生素从放线菌等的代谢产物中筛选出来。一些微生物被广泛应用于工业发酵，生产乙醇、食品及各种酶制剂、处理废水废气等。看上去，我们发现的微生物已经很多，但实际上由于培养方式等技术手段的限制，人类现今发现的微生物还只占自然界中存在的微生物的很小一部分。

的。只有颌骨才能攫取、控制、撕咬并且磨碎物体。颌骨的出现才使得牙齿的出现有了必要。考古学家们和古生物学家们发现，最早的有颌鱼类是一种与我们现在的沙丁鱼形体差不多的鱼类，我们管它叫"阿肯色地安鱼"。这种鱼直到距今大约2.6亿年前的时候，仍然生活在海洋中。那时这种鱼就已经有了牙齿，它们的牙齿就像锋利的小匕首一样。牙齿在此基础上很快分化，出现了锥形、刀刃形等，并且有了明显的分工，有管切断食物的，有管撕咬食物的，还有管碾磨食物的。

经过漫长的发展过程，到了哺乳动物出现时，牙齿发展到了趋于完美的阶段。哺乳动物的牙齿除了具备先前很多动物牙齿的功能外，还多了一项非常显著的功能，那就是咀嚼。通过牙齿咀嚼食物，可以促进消化，从而哺乳动物就能够选择更为广泛的食物。我们人类的牙齿更是功能齐全。它包括门牙、尖牙、前臼齿和臼齿四种，它们都有着不同的功能。

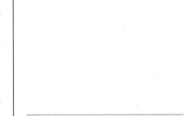

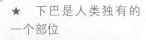

★ 下巴是人类独有的一个部位

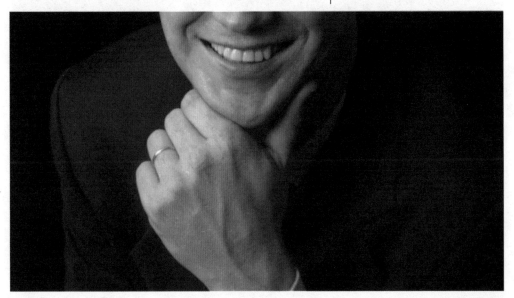

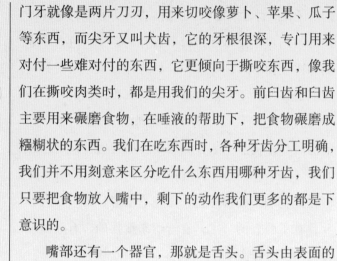

门牙就像是两片刀刃，用来切咬像萝卜、苹果、瓜子等东西，而尖牙又叫犬齿，它的牙根很深，专门用来对付一些难对付的东西，它更倾向于撕咬东西，像我们在撕咬肉类时，都是用我们的尖牙。前臼齿和臼齿主要用来碾磨食物，在唾液的帮助下，把食物碾磨成糊糊状的东西。我们在吃东西时，各种牙齿分工明确，我们并不用刻意来区分吃什么东西用哪种牙齿，我们只要把食物放入嘴中，剩下的动作我们更多的都是下意识的。

嘴部还有一个器官，那就是舌头。舌头由表面的黏膜和深部的舌肌组成。舌肌由纵行、横行及垂直走行的骨骼肌纤维束交织构成。黏膜由复层扁平上皮与固有层组成。

舌头，虽然在我们脸上并不是常见的器官，如果一个人把舌头伸在外面，那么他不是在做鬼脸，就是

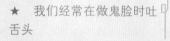

★ 我们经常在做鬼脸时吐舌头

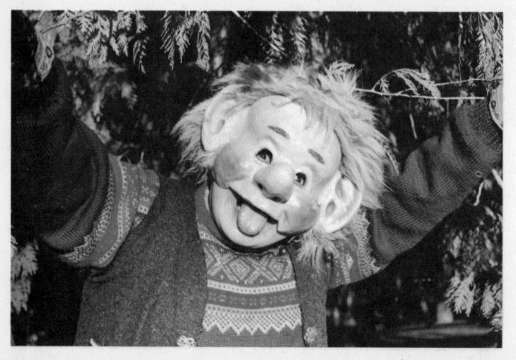

一个患有痴呆症或者得了什么病的非正常人。尽管如此，我们舌头的作用确是不可小觑的。我们的舌头上面长满了舌乳突，这些舌乳突占据了我们人类一万多个味突的大部分，这种味觉的另外一少部分分布在上颚、喉咙上。我们通过舌头上的味突，可以感受到食物的味道——酸甜苦辣……舌头还有一个很重要的作用，就是它帮助我们吞咽食物。我们在进食的过程中，大概是每分钟吞咽九到十次，即使在不进食的情况下，我们也要每隔一分钟做一次吞咽动作。而不进食情况下的吞咽是下意识进行的，我们很难注意到它。可是不管你注意还是不注意，它都在发生着。科学家们最新的研究表明，这种吞咽动作对于我们身体是非常有益的。我们口腔分泌出的唾液中，含有很多的微生物，这些微生物被吞咽到胃部以后，会被胃酸所融化。嘴里面寄生着很多细菌，这些细菌都是对人体有益的，它们大多寄居在舌头的根部，它们可以对人体形成保护。

　　其实嘴的周围还分布着很多脸部组织。嘴的上面有人中，脸的下部有下巴。

　　人中就是鼻子与上唇之间的一道浅沟。人中的出现让上唇的上部出现了一条曲线。在嘴的下面是下巴，下巴是人类独有的一个部位。它形成于大约13万年前，那时地球上出现了第一批现代解剖意义上的人类。

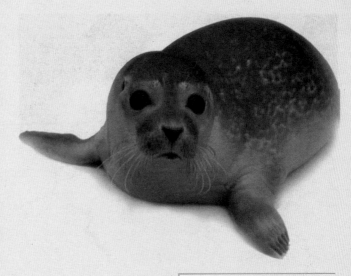

★　海豹就没有长着突出的耳朵

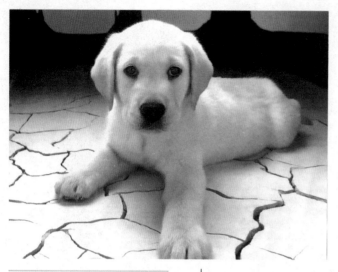

★ 狗的耳朵可以表达情感

但是下巴到底有何功效，它为什么会产生，到目前为止还没有人能够说清楚。我们的下巴底部略尖，这种形状是怎样形成的，目前还没有一个令人信服的说辞。有人说它是在无意中形成的，是个进化过程中的偶然，还有人说由于突出的嘴部收缩了，才使得下巴得以产生。

有理论认为，男人的下巴发育与其睾丸素的分泌成正比，宽大的下巴可以表明男人睾丸素分泌得多，而睾丸素可以增强人的免疫力，是身体健康与否的重要表征。

英国科学家的一项最新研究表明，具有宽大下巴、醒目的脸颊以及宽大眉毛等面部特征的远古人类对异性更有吸引力，这在人类面部进化过程中起到了重要的作用。这些科学家通过研究人类祖先的化石，发现男性在进化过程中，眉毛和上嘴唇之间的距离逐渐缩短，这一改变使他们的下巴慢慢增大，脸颊和眉毛也逐渐突显出来。此外，研究人员发现，伴随着上述过程，男性进化出了更短却更宽的脸型。同时，他们的犬齿变小，外表的威胁程度降低，对异性的吸引力增加。

在介绍完人脸正面的各个器官之后，让我们来关照一下被我们剩下的最后一个面部器官——耳朵。

大多数的哺乳动物都有耳朵，但也有例外。

比如鲸鱼、海豹等动物就没有耳朵。哺乳动物的耳朵最为重要的功能就是收集声音，就如同我们人类的耳朵一样。我们的耳朵与大多数哺乳动物的耳朵，在结构上是非常相似的，他们是一对在面孔上相隔最远的器官。不知道你有没有仔细观察过自己的耳朵。我们耳朵的结构，其实非常复杂，非常奇特。耳朵的外边缘处是螺旋形耳轮，它成螺旋状，一直延伸到耳郭里面。再往里面是第二道轮缘结构，它紧挨着耳轮，从中间向下延伸，它叫对耳轮。对耳轮大体上成弧形，上面连接这一个小平面，下面连接着耳叶。我们的耳朵大部分都是由软骨组织构成，但是耳叶例外。耳叶是由脂肪构成，它柔软肥胖，就是我们通常所说的"耳垂"（很多人喜欢把一些装饰物挂在此处），在即将进入内耳通道口处，有一小块肉节，这就是我们所说的耳屏。耳屏很大的作用就是保护我们耳朵的内耳通道，防止一些异物

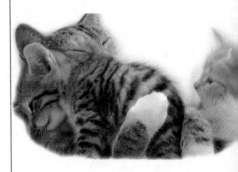

★ 椭圆形的耳朵就会显得很好看

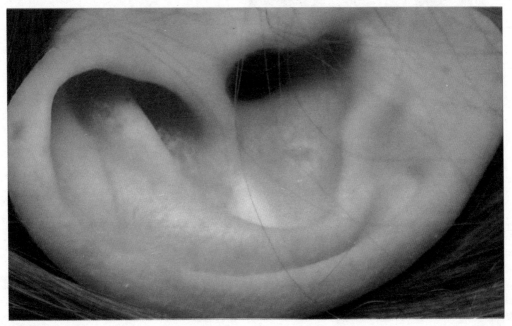

进入给我们带来麻烦。

我们人类的耳朵虽然与大多数哺乳动物的耳朵结构相似，但是大自然还赋予了哺乳动物的耳朵更多的功能。如果你仔细观察狗、猫、马、兔子等动物，你就不难发现，它们的耳朵可以作为全身动作的一部分，可以表达情感。一只狗在高兴时，会把自己的尾巴摇摆个不停，而且会将耳朵高高竖起，如果它在不高兴或者知道自己犯了错误会受到主人的责怪时，就会把尾巴夹起来，把耳朵耷拉下去。我们人类的耳朵在进化过程中，一直在走着"退化"的路线。也就是说，我们人类的耳朵功能在不断减少、减弱。人类的耳朵不仅不能随意运动（有很少部分人经过特殊的锻炼可以让自己的耳朵做动作），而且感受声音的能力也远远跟不上其他的哺乳动物。

但是作为我们人类面孔中重要的器官组织，耳朵却有着很多特殊的含义。

不少故事事例把耳朵对于我们人类的另一个重要功能表现得淋漓尽致，那就是耳朵作为我们面孔的重要部分，的确对于一个人的相貌漂亮与否影响很大。画家安格尔，在他的很多作品中，都非常强调对耳朵的刻画。比如在他的《法尔潘松的浴女》中，对于脸和头发的素

★ 恶魔的耳朵都是尖尖的

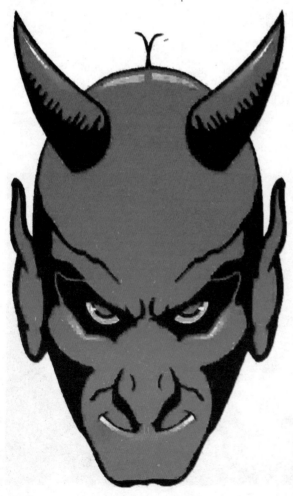

描只是粗粗地带过，唯独在耳朵的刻画上非常细腻、认真。他曾经说过这样的话："在作头部素描的时候，千万不能忽视了耳朵。"

一般说来，我们的耳朵如果是椭圆形的，而且耳垂很大，就会显得很好看。相反，如果耳朵的样子很奇怪，尖尖的，或者过于接近圆形，都会显得不好看。这在古今中外、历朝历代的绘画作品中都可以得到证实。在古希腊的一些传说中，一般恶魔的耳朵都是尖尖的，而且面目狰狞。我国传说的很多恶魔和阴曹地府中的很多形象，耳朵也都是非常怪异，大多也都是以尖形耳朵为主。而多数正面形象的耳朵都是大而椭圆。在我国更是有"大耳有福"的说法，往往各种帝王菩萨像的耳朵都被刻画得很大。《三国演义》中的刘备，更是被刻画成了双耳垂肩的形象。

当今时代，一提到大耳朵，我们自然会想到我国著名的相声老前辈马三立先生，他就有着一副很大的耳朵，尤其是在一些漫画家的笔下，马先生的两只大耳朵更是被夸张地表现了出来，非常具有喜剧色彩，真可谓是"耳如其人"。

针对于耳朵的话题，真不知还有多少，我们耳朵的功能虽然退化了，但是人类又赋予了耳朵更多的意义，正如法国的奇才诗人科克多所歌颂的那样：我的耳朵，是贝的壳，怀念着海的声息。

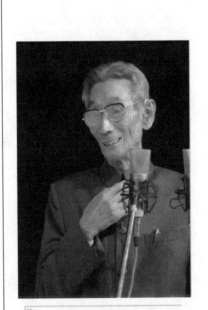

★ 相声大师马三立的大耳朵充满了喜剧色彩

# 脸上的丛林 >>  LIANSHANG DE CONGLIN

我们整个面孔的上部，都被头发所覆盖。头发可以说是我们人类非常宝贵的财富。在我们的脸部，除了头发，还有眉毛、鼻毛、男人的胡须等毛发，这些毛发使人们更容易相信人类是由猿进化而来。

我们的头发，有十万根左右，一头柔软、光洁如丝一般顺滑的头发，绝对会使人增色不少。相反，头发犹如乱草一般堆在头上，或者光光的头顶着几缕稀疏的头发，都会被人看做是丑的、另类的。我们的头发除了可以起到美观的作用，它还能够起到保护头部的作用。人类开始直立行走后，阳光直接接触的是头部，而人的大脑对温度的承受能力是有限的。所以尽管人类的其他部位毛发都退化了，头部的毛发还是保留了下来。在炎热的夏天，头发可以防止强烈的阳光直接照射我们的头皮，而在寒冷的冬天，又能够对头起到保温的作用。细软蓬松的头发还具有一定的弹性，可以抵挡较轻的碰撞；还可以帮助头部汗液蒸发。

由于种族和地区的不同，我们人类的头发有很多不同的颜色，有乌黑、金黄、红褐、红棕、淡黄、灰白，甚至还有绿色和红色。为什么会出现颜色的不同呢？科学研究证明：头发的颜色同头发里所含金属元素的不同有关。黑发含有等量的铜、铁和黑色素，当镍的含量增多时，就会变成灰白色。金黄色头发含有钛；红褐色头发含有钼；红棕色头发除含铜、铁之外，还有钴；绿色头发则是含有过多的铜。在非洲一些国家，有些孩子的头发呈红色，是严重缺乏蛋白质造成的。我们大家都知道，黄种人和黑种人的头发绝大多数为黑色，而白种人则有多种颜色。这是因为头发中黑色素分布的数量不同所致。一般说来，黄种人、黑种人头发中的黑色素颗粒数量多、密度大，头发呈黑色；而白种人头发中的黑色素分布少、密度小，所以头发颜色浅淡，在日光下就会呈现不同的色泽。

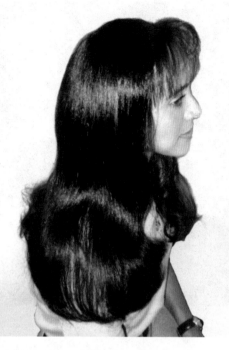

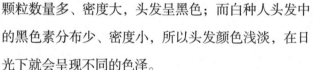

★　我们的头发，大约有十万根

很多人都知道，我们人类的头发不仅颜色上有区别，而且在形状上也不一样。有直发、波浪卷曲发还有天然卷曲发三种。直发的横切面是圆形，波浪卷曲发横切面是椭圆形，天然卷曲发横切面是扁形，头发的粗细与头发属于直发或卷发无关。这种形状上的区别又是怎样造成的呢？这个问题说起来很复杂，科学家们虽然在这方面做了很多的研究，但是到目前为止也是众说纷纭，莫衷一是。

有的科学家认为：头发的卷曲与否大多都与父母头发的性状有关系，在很大程度上存在遗传现象。头发是卷是直几乎都是天生的，而且头发是否卷曲跟

**知识链接**

DNA：脱氧核糖核酸（DNA，为英文Deoxyribonucleic acid 的缩写），又称去氧核糖核酸，是染色体的主要化学成分，同时也是组成基因的材料。有时被称为"遗传微粒"，因为在繁殖过程中，父代把它们自己 DNA 的一部分复制传递到子代中，从而完成性状的传播。

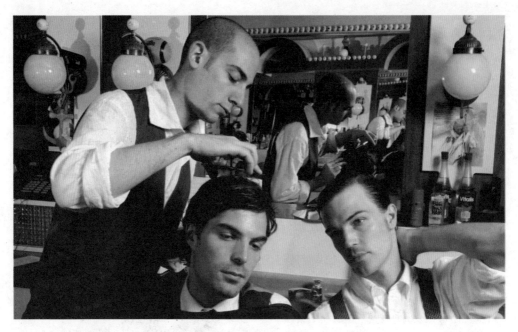

★ 我们每过一段时间就
要去理发店修理头发

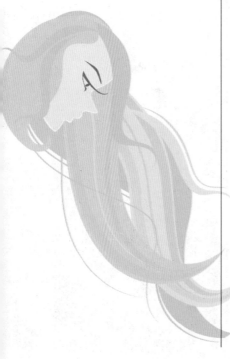

毛囊有很大关系——毛囊的形状就跟 DNA 遗传有关系
了。如果毛囊的出口部分是较扁的椭圆形或者是扁长
形，那么长出的头发就是卷曲的，而如果毛囊的出口
为圆形，那么生长出的头发就是直而粗的。

还有的科学家认为头发的曲直，与头发的生长速
度有关。对一根头发而言，每边生长速度相等，就形
成直发；一边长得快，另一边长得慢，就成为卷发，
差别越明显卷得越厉害。就不同种族来说，黑人卷发
比例最高，卷得也最明显，白种人次之，而黄种人绝
大多数是直发。还有的科学家经过研究证明，虽然头
发的卷曲与否很大程度上是先天遗传的结果，但是在
后天的生长过程中，如果某人长期压力过大，或者心
情郁积，那么他的头皮就会收紧。这时毛囊为了找到
生长空间，就会卷曲，而导致他的头发变得曲卷。这
种说法可以解释为什么有些人小时候是直发，而长大

了以后却变成了卷发。

头发每天都在生长着，几乎所有的人都会定期去理发店修剪自己的头发。在很久以前的智人时代，人们就学会用锋利的石刀来切割自己的头发，这种习惯一直延续到现在，而且有了"理发文化"。现在的人们不惜重金去修剪自己的头发，以达到美观的效果。但是，我们的头发为什么会生长，一直没有被人们找到答案。一些科学家只能用"或许长发很诱人，尤其是女性，有一头飘逸的长发可以更好地吸引异性"之类的话来解释。

头发不光起着吸引异性的作用，而且还是一个人身体健康状况的晴雨表。由于头发的生长需要营养，而营养是靠血液运送的，所以如果一个人长期多病，身体软弱，血气不足，身体营养很差，头发就会因缺少营养、生长不好而短命脱落。一个人在用脑过度，或者经常心事重重、烦闷，或者遇到了什么事儿，精神过于紧张，使脑子受到了很大的刺激，有时候也会影响到头发营养的供应和生长。头发生长原本就有一个生长与衰老的周期，自然生理性的落发其实每天都在发生。但是如果每天脱落的头发过多，那么肯定就是病态性因素所导致。

★ 《簪花仕女图》中可以看出盛唐时代流行的阔眉形象

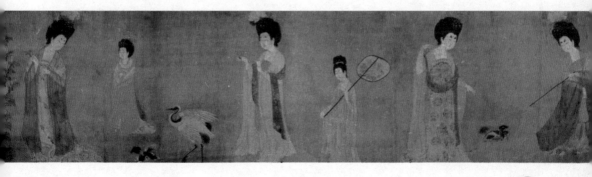

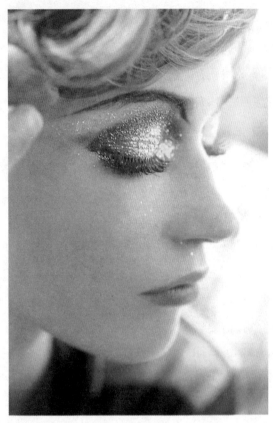

★ 爱美的人非常重视自己的眉毛

除了头发，我们脸部的毛发还有眉毛。在我国古代，有无数的文人墨客都描写过眉毛的风情：先秦时期，人们喜欢黑黑的眉毛。如《楚辞大招》中有"粉白黛黑施芳泽"，《国策·楚策》中有"周郑之女，粉白黛黑"，等等。但是古人们也有把自己的眉毛画成绿色的。宋玉在他的《登徒子好色赋》中说"眉如翠羽"，形容女人的眉色很像翡翠鸟的羽毛。到了后来的南北朝时期，翠眉之风渐盛，成为流行时尚。晋代陆机《日出东南隅行》中有"蛾眉象翠翰"的诗句，梁朝的费昶《采菱》中也出现了"双眉本翠色"的描写。而到了唐初时，"翠眉"仍然盛行，大诗人韩愈在《送李愿归盘谷序》中所说的"粉白黛绿"、万楚的"眉黛夺将萱草色"、卢纶的"深遏朱弦低翠眉"等诗句，都是对当时"翠眉"的描写。到了晚唐，绿眉便不再流行了。五代时，著名的墨工张遇所制的墨，常被贵族妇女用来画眉，称"画眉墨"，可怜一代制墨大师做出的墨成了女子梳妆台上的宠物，引得金代的元好问在诗中叹"画眉张遇可怜生"。

在对眉色的追求发生变化的同时，古代美人对于眉毛形状的追求也在发生着变化。隋唐时期，更多的人不再喜欢细而长的柳叶眉，而改成阔眉。阔眉在盛唐时开始兴起，像唐玄宗的梅妃诗中的"桂叶双眉久不描"，以及李贺诗中的"新桂如蛾眉"等，一时间，世人都是"莫画长眉画短眉"了。不仅是对女子，对于男子的眉毛，也是有过很多的关注。比如在《三国演义》中，对关羽眉毛的描写是用"卧蚕眉"来显透他的大丈夫气概。可见，我国古代对于眉毛是相当重视的。在西方，同样如此。比如德国诗人里尔克，在他的《第二首秘诗》中写道："两条弓形的眉，是杰出的笑迹。眉毛里蕴藏着你所有的表情。爱，如同月光般倾泻在戏球的草地上……"

眉毛对于我们人类来说，真的这么重要吗？你对自己的眉毛，又了解多少呢？眉毛，可谓是我们区别于其他动物的重要特征，因为在现存的动物之中，只有人类才有眉毛。哺乳动物虽然在眼睛上面长着几根或者几十根类似眉毛的长毛，但它根本称不上是眉毛。为什么我们人类长了眉毛呢？科学家倾向于这样的解释：由于人的额头上分布着许多汗腺，为了不使汗流入眼睛，则有了横卧的眉毛，这是千百万年优胜劣汰进化的结果，也可以说是大自然的选择。

我们的眉毛虽然都横卧在眼睛上面，但是也有着不同的颜色和形状。大多数人的眉毛都是黑色或者深棕色（黄色），但也有少数人的眉毛是白色的。如《三国演义》中的马良等。眉毛的形

★ 关羽就因留有一把长须被人称为"美髯公"

45

★ 原始社会时期, 就有人用贝壳等工具刮胡须

状一般因人而异, 大多跟上眼窝的形状有关系。大体上有新月型、八字型、一字型等, 有人做过调查, 结果显示, 被调查人群中有近三分之一的人的眉毛是我们经常所说的蚕眉或者柳叶眉。这也许可以解释为什么古代美女靓男的眉毛, 不是"卧蚕"就是"柳叶"了, 因为这样的眉毛在大多数人的眼里, 更接近"完美的眉毛"。

对于男人来说, 还有一个长满茂密"丛林"的地方, 那就是布满嘴巴周围的胡须。说到男人的胡须, 人们往往会与男子气概之类的词语联想到一起。络腮胡、八字胡可能是我们人类面部所有特征中最让人感到迷惑不解的东西。在人类历史上, 很多人把自己的胡须视为高贵的象征, 甚至看得比生命还重要。直到几个世纪前, 还有很多男人用自己胡须的名义来发誓。有一些宗教坚持男性信徒必须留着连鬓的胡须。虽然直到现在还有很多人把自己的胡须与男人的尊严联系起来, 但是每天, 难以计数的胡子仍然会在"飞利浦电动剃须刀"等工具下消失。其实, 刮胡须的历史并不只是近代的事情, 它由来已久。

早在原始氏族社会, 就有人用贝壳等工具做剃刀来刮胡须, 但是古往今来, 又有很多我们熟悉的形象, 他们都有着浓密且长的胡须, 像古希腊的很多先哲、英国的莎士比亚、德国的马克思、美国的爱因斯坦等。在我国, 著名画家张大千更是留着很长的胡子, 他甚至可以用胡子写字、画画。因为张大千留有一口长胡子, 还闹

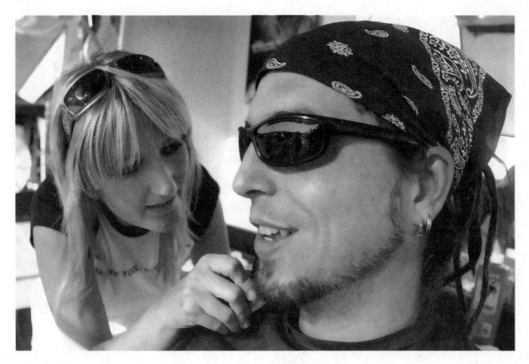

出过笑话。

在一次吃饭时，一位朋友以他的长胡子为理由，不断开他的玩笑，甚至消遣他。可是，张大千却不烦恼，不慌不忙地说："我也奉献诸位一个有关胡子的故事。刘备在关羽、张飞两弟亡故后，特意兴师伐吴为弟报仇。关羽之子关兴与张飞之子张苞复仇心切，争做先锋。为公平起见，刘备说：'你们分别讲述父亲的战功，谁讲得多，谁就当先锋。'张苞抢先发话：'先父喝断当阳桥，夜战马超，智取瓦口，义释严颜。'关兴口吃，但也不甘落后，说：'先父须长数尺，献帝当面称为美髯公，所以先锋一职理当归我。'可见，古代的男人把胡须作为引以为傲的资本。"

男性的胡须在青春期后期开始出现，它是性成

★ 男人的胡须真的可以吸引女性吗？

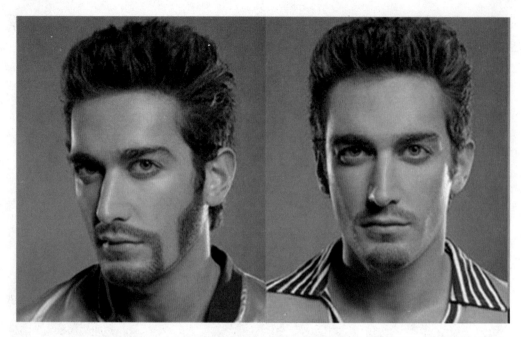

★ 男性的胡须在青春期后期开始出现，它是性成熟的重要标志

熟的重要标志。胡子比头发长得快，这是雄性激素作用的结果。生殖机能越旺盛，胡须生长就越快。长胡子部位的血管分布要比头发根部多，养分也容易得到，所以，刚刮去的胡子，不几天就又长了。

近来，国外专家研究发现，胡须具有吸附有害物质的特性。人在呼吸时，可排出多种有害的化学气体，而且均可滞留在胡子上；大气中含有多种重金属微粒、尤其在繁华的街道，汽车尾气排放出的多环芳烃、铅也会被胡须吸附；吸烟者，烟雾中苯并芘等致癌物质，也会在胡须上停留。此外，长胡须的表皮上油脂分泌较多，平时用清水洗脸时又往往较难洗去。研究表明，这些油脂有黏附灰尘和微生物的特性。国外专家将刮下来的胡须经气相色谱仪分析，发现有数十种有害物质，如二氧化碳、氮氧化物、苯并芘及铅等重金属元素。在显微镜下，还可见到胡须上有大量的微生物。这些有害物质有可能随着人的呼吸，被吸回肺中。所以，养成刮胡须的习惯对于健康是很有好处的。

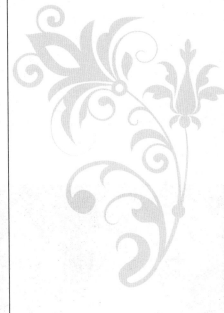

也许有人会对此提出异议，说胡须可以增添男人气概，让我们显得更成熟、更有男人味儿、更吸引女性……一抹合适的胡须可以给男人带来一份粗犷、一份豪迈、一份成熟、一份沧桑，没有胡须的男人，再老都让人觉得不成熟。中国还有这样一句古话，叫："嘴上没毛，办事不牢"；没有胡须的男人，再强健都会让人觉得少了伟岸之气。男人的胡须真的可以吸引女性吗？在这个问题的研究上也是众说纷纭，莫衷一是，这样的争论使本来就模糊的问题变得更加含混不清。

但这只是含糊的一种猜测性解释。胡须对于我们来说，始终是一个谜。它就像是人类进化中的一抹奇迹，等着我们不断去接近、去探索。

★　它就像是人类进化中的一抹奇迹，等着我们不断去接近、去探索

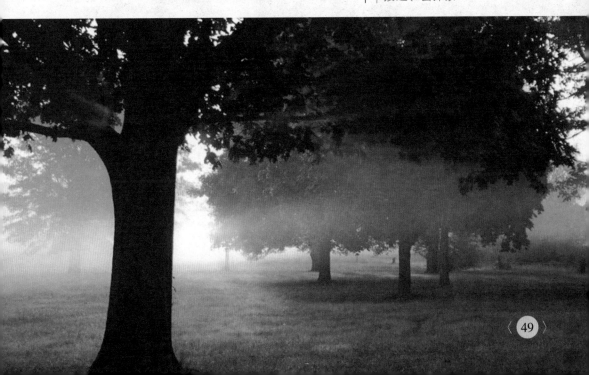

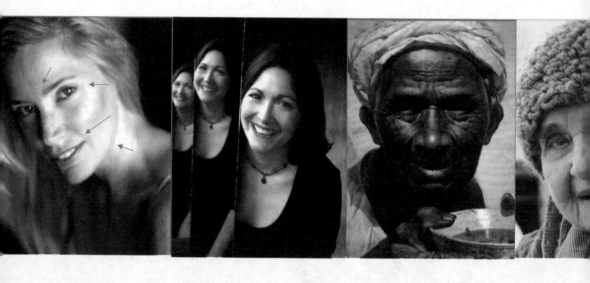

PART 2

# 第 2 章

# 面孔告诉了我们什么？

我们每个人都有着几近相同的面孔结构——前额、眉毛、眼睛、鼻子、嘴巴、脸庞……但是我们的这些面孔又都是不同的，通过观察一个人的面孔，我们很容易区分出他（她）是谁——是我们的熟人、朋友，还是陌生人。我们还能区分他（她）的性别、大概的年龄……可以说，每个人的面孔都是我们个人身份识别中的重要特征之一。

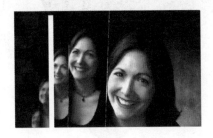

# 神奇的密码 >>  SHENQI DE MIMA

男人和女人之间的面部差别其实很明显。一般情况下，我们一眼就能从对方的脸上看出他（她）的性别。而且，我们可以借助其他特征来进行区分，比如头发的长短、穿着打扮。但实际上几乎不需要去看这些特征。科学家据此做过这样一项实验：在该实验中，调查人员抽取了185张照片，其中有女人，也有脸刮得干干净净的男人，为了防止头发的误导，这些男人都戴了浴帽。有96%参加试验的人均可猜出照片上的面孔是男是女，其他研究结果也都差不多。

这些参加试验的人为什么可以轻松地辨认出照片上的男女呢？其实他们判断的依据就在脸上。我们的面孔就像一本充满了神奇符号的密码。通过它，我们在有意无意间就解读了这些信息。照片中的人是男是女的信息，它们零零散散地分布在脸的各个部分。男人脸的轮廓一般更为清晰，眉骨和下巴也显得突出些，额头较高，坡度不是很大，眼窝略显深陷，脸颊更长。总体上说，男人的脸部高低起伏比较大，显得有棱有角。而且男人的脸部毛囊很多，皮肤显得粗糙。而女人的脸就相对要小一些，通常只有男人面孔的80%大，而且女人的脸部特征更

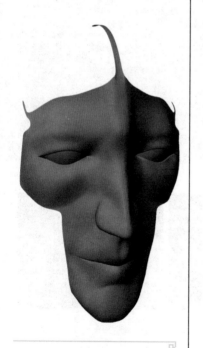

★ 男人的脸一般轮廓更为清晰，眉骨和下巴也显得突出些，额头较高，坡度不是很大，眼窝略显深陷，脸颊更长

加接近于小孩的脸。总体上脸部显得比较宽,而且眼睛通常要比男人的大一些。女人的眼睛还由于眼部组织血液循环的变化比男人的更加敏感,再加上女人的睫毛更长更密,所以女人的眼睛就显得更加迷人,充满魅力。

此外,男女的鼻子也有着很大的不同。女人的鼻子较小较宽,鼻梁较低,和小孩的比较接近。而男人的鼻子则较大,而且鼻梁较女人的显得略高。

女人的面孔还有一些其他的特征:女人的嘴相对较小,而且上嘴唇比较薄。女人的两腮由于鼻子较小和脸颊上脂肪较厚的缘故,故看上去比男人的高。女人的脸没有男人的轮廓分明,这也是由于女人面部脂肪厚的原因。

通过脸部的符号,我们不仅可以区分出男女,还可以通过肤质、肤色等特征区分出人的大概年龄。很容易理解,年轻人的脸较老年人的更有光泽和弹性。时间就像一把无情的刻刀,会在脸上留下岁月的痕迹,这些痕迹就像树木的年轮,记录下了人们所经历的沧桑。一般条件下,那些生活条件较好,没有经历过很多苦难和折磨的人,脸部较为饱满、平滑;反之,脸部皱纹较多且肤质比较粗糙,则显示出岁月的沧桑。

不仅如此,脸部还能够表达出一个人的内心世界及其人生观、价值观。那些心态平和、乐观向上的人比起那些经常情绪急躁易怒、悲观失落的人,脸部也会显出更多的快乐。

我们每个人的脸,就像指纹一样,在这个世界上

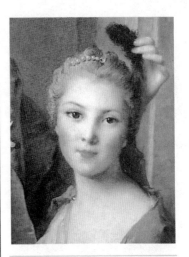

★ 女人的脸部特征更加接近于小孩的脸

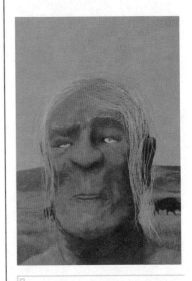

★ 我们的脸像树木的年轮,记录下了我们所经历的沧桑

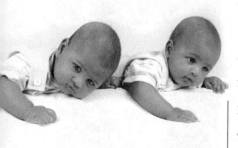

是独一无二的，它是我们个人身份识别的主要特征，即使是双胞胎，脸部也是有着不同之处。度过了婴儿时期后，他们的父母和朋友就能轻易地把他们区分开。有些双胞胎的差异非常微小，比如：面孔棱角的略微差别让人感到难以分辨。在蒙昧的古代人们对这一"神奇"的现象充满着无限的恐惧。据探险家玛丽·金斯利所说，居住在尼日尔河三角洲地带的居民按照惯例，会将双胞胎统统杀死，有时甚至连婴儿的母亲也不放过。

其实，双胞胎并不是都长得很像，他们通常有两种存在形式，一种是异卵双生，另外一种是同卵双胞。异卵双生的双胞胎通常看上去不太像，（比如《圣经》中浑身长毛的以撒和浑身光洁的雅各）女性排出一对卵子，并分别受精而来的异卵双生的双胞胎就像是同一个育儿袋中长大的同胞兄弟或姐妹，而同卵双胞的双胞胎是同一受精卵分裂而成的。一个卵子被一个精子受精后，在接下来的两个星期内开始分裂，单一的个体被同样地复制了两份，两者有着相同的DNA。其中的一个简直就是另一个的翻版。他们的面孔就是对方的镜子，从头上的漩涡到牙齿的形状，无不相像。

撇开双胞胎的相似性，我们接下来谈一下脸部蕴含信息的识别。既然脸部蕴含了如此之多的信息，那么，脸部传达的这些信息，是如何被我们读取的呢？漫步街头，我们被包围在形形色色的面孔中间。它们大多属于陌生人，但凭借一些特征，我们的大脑顷刻间就能辨认出熟识的面孔，哪怕时隔50年之

## 知识链接

双胞胎：可分为同卵双胞胎和异卵双胞胎两种。通常情况下，妇女每月排卵1次，有时因某种原因同时排出两个卵子并同时受精，就产生了两个不同的受精卵。这两个受精卵各有自己的一套胎盘，相互间没有什么联系，叫做异卵双胞胎。这种异卵双胎比较多见，并且与遗传基因、孕妇的年龄有及孕妇的生产次数有关。同卵双胞胎的形成则与上不同，是一个精子与一个卵子结合产生的一个受精卵。这个受精卵一分为二，形成两个胚胎。由于同卵双胞胎出自同一个受精卵，接受完全一样的染色体和基因物质，因此他们性别相同，且就像一个模子里出来的，有时甚至连自己的父母都难以分辨。

久。我们似乎擅长此道。

一项实验表明，人们在时隔两天后对首次见过的面孔进行辨认，准确率高达95%以上。另外一些研究发现，辨认的准确率在一星期或者几个月后，会有所下降。在另外一项实验中，辨认的准确率在四个月之内有缓慢下降的趋势，且在四个月之后，则会快速的下降。我们擅长判断出很多不同事物之间的差别，比如我们很容易辨认出山羊和沙发的区别，但是我们很难说出同一类事物之间的差别，（比如猎豹和美洲豹，再比如不同的沙发品种之间）。可奇怪的是，我们却能从众多的面孔中辨认出我们以前见过的面孔，并且我们是轻而易举就完成这个辨认过程的。

那么我们的大脑如何进行这些辨认活动的呢？以前的研究清楚地表明，我们的大脑确实有一部分区域偏重于对人脸的辨认识别。实际上，这部分大脑区域只偏爱识别人的脸，而不是其他物体，这是为什么呢？

科学家做过这样一个实验，他们先让测试对象观察一些不同的面孔。在观察时，仪器会记录下他们大脑的工作情况。然后再让他们看一些其他物品。结果显示，大脑的人脸识别区域非常特别。我们在观察别人的脸时，会注意到有两只眼睛，一个鼻子和一张嘴，这会告诉你很多关于脸的信息。我们的大脑会把很多面部特征形成独特的图像，通过这些图像，我们才得以迅速地识别不同的脸孔。

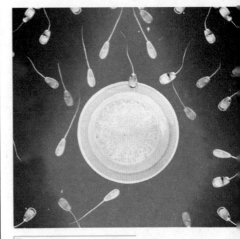

★　精子与卵细胞

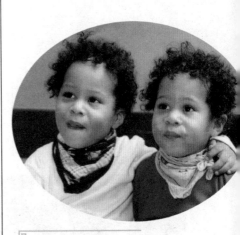

★　同卵双胞胎

★ 朱迪不能够通过人脸来分辨自己的亲人、朋友、家人甚至自己

在上面的实验中，科学家为了证明人们对面孔的识别能力的确取决于大脑的成像能力，便把一种叫"格里布斯"的小东西介绍给了被测试者。每个"格里布斯"都有独特的面部特征，但它们不是真正的人脸，而是一些画着人脸的棋子。一开始，被测试者的大脑用物体识别区来识别"格里布斯"。但做了大量的辨认训练后，大脑开始熟悉这些物体后，就转而用人脸识别区分辨它们。

但是，如果大脑中人脸识别区的细胞遭到破坏，大脑的识别过程会发生可怕的变化。下面就让我们看这样一个案例。

1992年，一次心跳停止让朱迪的大脑出现了缺氧性损伤。朱迪的呼吸停止了，输往大脑的氧气中断，她得了"识别功能障碍"，症状就是无法分辨熟人的脸。很多"识别功能障碍"患者是大脑后部，也就是后脑的两侧出现了损伤。后脑有一片脑叶叫

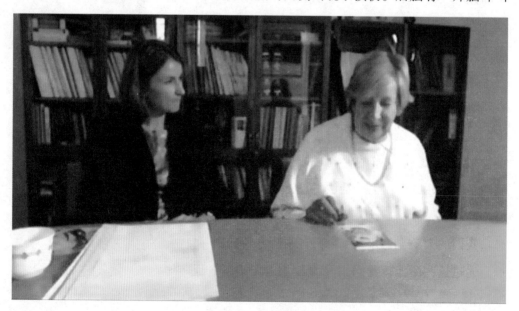

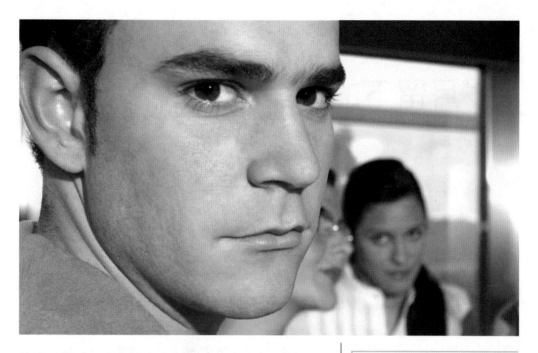

枕叶,枕叶下面和旁边是颞叶,这两片脑叶间的连接部分就是大脑负责辨认人脸的区域。而朱迪正好是这一区域受伤。朱迪此后不能够通过人脸来分辨自己的亲人、朋友、家人甚至自己。她只能通过周围的环境或者某人的体型、穿着来判断他是谁。

由于脸部可以传达人们很多信息,所以就有很多人试图通过人脸来解读一个人。这些人认为,人是社会的人,在一些场合下,尤其是公开场合下,每个人都在不同程度上"戴"上一副社会面具,通过解读人脸,就可以透过面具,认清人的真实面貌,包括他的性格和心灵。在解读过程中还要掌握解读的技巧,我们漫不经心地观察其面孔所得到的表面印象与运用正确的解读方法仔细划区"解读"后得到印象往往会差别很大,有时甚至是截然相反。

★ 试图通过人脸来解读一个人

# 岁月留下的沧桑 >>

SUIYUE LIUXIA DE CANGSANG

很多人在看到罗中立的油画《父亲》后，都会被画中"父亲"的沧桑感所震撼：他微微睁开的双眼，深邃而渴望的眼神，褶皱的前额，挺直的鼻梁，厚厚的嘴唇，黝黑的肤色……谁都无法忘却这张布满皱纹的脸，为什么仅仅从一张脸上，我们就可以看到如此之多的信息呢？

其实，我们的脸除了先天遗传之外，后天的生活方式和生活习惯，对脸部也会产生很大的影响。

★ 罗中立的油画《父亲》

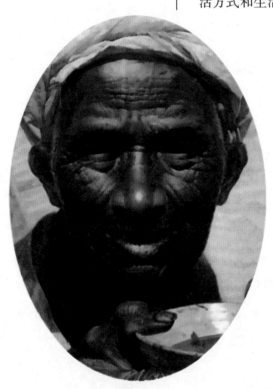

很显然，即使是一对基因非常相近的男孩儿双胞胎，刚出生时二人的面孔非常地相似，但如果后天生活环境截然不同，一个常年在大海上捕鱼为生，另一个却是在大城市中生活，那么二人在经过几十年的生活之后，相似的脸肯定会发生明显的变化。那个在海上捕鱼为生的人的脸，常年经受海上风雨的洗刷和骄阳的灼晒，必定显出更多的沧桑和刚毅，而那个在大城市中生活的人的脸，则由于经常在室内工作，通常会显得比较光洁娇嫩。这说明人脸的面孔确实与后天的生活环境有着很大的关系。

经研究表明，脸部的变化受后天条件的影响是多方面的，概括地说有以下几个方面。

1. 社会因素。由于激烈的社会竞争，很多人会因为工作紧张、思想负担重，再加上外出工作机会较多，总是风吹日晒，且多从事危险性较大的工作，那么你的脸必定会打上烙印，肤色会比较深，皱纹也会比别人多些。

2. 情志因素。经常保持良好的心情绝对是保持美丽面容的重要方法。一个人如果没有开朗的心情，脸上经常乌云密布，即使有再精致的五官，也会看起来不精神。如果长期的习惯性情绪低落，还有可能从本质上改变一个人的面容。

3. 气候因素。人的成长发育受地理、气候影响非常大。那些气候宜人、水土丰盛的地方，人们一般肤白肉嫩、面容姣好；而生活环境恶劣的地方，则恰恰相反。我们每一个人脸上，都会打上周围环境的烙印。高寒地区女人的脸多有冰雪美人的冷艳气质，而生活在夏威夷群岛的女人们的脸，更是增添了几分热情似火的妩媚。

4. 饮食因素。饮食不节，饥饱无常，对食物挑挑拣拣，更有甚者暴饮暴食，这些不良的饮食习惯，常常使自己面容受到很大的影响，不是变得面黄肌瘦，形容枯槁，就是肥头大耳，脸大脖粗。

5. 起居因素。不良的起居因素更是使面容变坏的重要原因之一。主要表现为：不按时起卧、生活不规律，过劳和过逸等。一个人如果有很多不良的起居习惯，比如像喜欢"熬夜""睡懒觉"等，就会破坏自己人体生物钟的昼夜节律，这能够直接地表现在人的脸上——黑眼圈、无精打采的双眼、褶

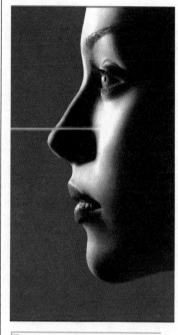

★ 法令纹在鼻子两侧

皱的皮肤、下拉的嘴角……如果这些不良行为是经常性的，那么这个人的面容必定看起来非常憔悴。

那么在平时生活中，尤其是众多的爱美女性们，怎么才能尽量保持一副好的面容呢？我们脸上，又有哪些部位是非常"脆弱"的呢？

脸上最脆弱、最容易受到后天环境的影响，也最爱衰老的部位不是眼袋，也不是额头的深沟，而是鼻子旁边的两道纹——法令纹。显年轻的女人，几乎看不到这两条纹路，可是如果法令纹很深的话，给人第一眼的印象就是一句话——这个人不年轻了。而且常常让自己看起来较为严肃、老态、没有亲切感，让人有种难以亲近的感觉。那么，怎样才能预防法令纹的出现，减少恶劣环境对其影响呢？可以尝试这样的做法：

1. 做漱口状鼓张两面颊、舌头在口内移动并推抵两颊。

2. 每个动作连续做 5 遍，每天做 4 次。

3. 经常嚼一些口香糖，使嘴部周围的肌肉得到锻炼。

除了法令纹，再让人感到头疼的就是眼袋了。特别是随着科技的发展，越来越多的人开始对着电脑工作，玩游戏，眼睛过度的疲劳就会催生眼袋的产生，而且近些年大有年轻化的趋势。眼袋对容貌有较大的影响，它使面部失去均衡与协调，给人以一种老态龙钟的感觉。一些健美医生提供了去除眼袋的几种方法。

1. 最好每天斜卧在一块斜面木板上或者倒立几分钟，增加头面血液循环，改善面部皮肤的营养状况。每晚睡前用维生素 E 胶囊中的黏稠液对眼下部皮肤进行为期 4 周的涂敷及按摩。

★ 通过法令纹多少可以看出一个人的年龄

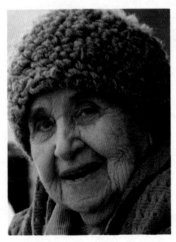

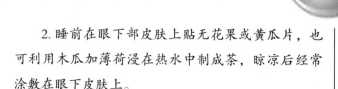

2. 睡前在眼下部皮肤上贴无花果或黄瓜片，也可利用木瓜加薄荷浸在热水中制成茶，晾凉后经常涂敷在眼下皮肤上。

3. 面部用些奶类或油类，用手指朝上击打颜面部位。

4. 日常饮食中经常咀嚼诸如胡萝卜及芹菜抑或口香糖等，有利于改善颜面部肌肤，增强面部肌肤的弹性。平时尚需注意常吃些胶体、优质蛋白、动物肝脏及番茄、土豆之类的食物。

5. 临睡前吃得过咸和大量饮水，枕头太低都会形成眼袋，应注意避免。应养成早晚用眼霜进行眼部按摩的习惯。

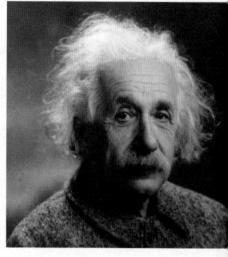

★ 爱因斯坦的抬头纹

额头上的皱纹也叫抬头纹，它也和后天环境以及个人的生活境遇有很大的关系。抬头纹是岁月给人们留下的痕迹，也是衰老的标志之一。但是经过后天的保养，也可以减轻或者说是延缓抬头纹的出现。比如我们可以做保健操，具体的方法是：运用大拇指与食指的指腹，沿着眉毛，重复运用深度的大夹捏动作。也可运用大拇指与食指的指腹，以小夹捏的动作轻滑夹捏肌肤表面，指腹与抬头纹的接触面需成 90 度。每天坚持几分钟，会起到很不错的效果。

在平时的日常生活中，也要注意对于脸部皮肤的保养，美容专家给了下面的建议。

（1）每天晚上在洗脸以前，先用毛巾热敷全脸3 分钟。水蒸气可以打开毛孔，把所有油脂和灰尘带到肌肤表面上。

（2）平常清洁脸部使用洁面乳，或者用弱碱性肥皂即可，它可将脸上的弱酸中和，发挥最好的清洁力，清洁完毕再擦点乳液，即可防止紧绷，

达到润滑效果；

（3）在上床前使用晚霜、营养霜或精华液、润肤水；

（4）在夜间，卧房里最好放1台空气加湿器；

（5）眼部卸妆的时候，由外眼角向鼻子方向擦拭，但脸部卸妆时，必须由下向上擦；

（6）每天至少喝6杯水，身体需要足够水分，水分足够可以使肌肤保持滋润；

（7）睡觉的姿势应该为脸朝上仰卧为佳，不要用枕头；

（8）不要抽烟、喝酒；

（9）适当地进行简易的脸部按摩；

（10）啤酒是美容食品之一，适量地喝一些啤酒，可以促进血液循环，使女性肤色健康美丽。同时，啤酒又是一种利尿剂，喝了它，能加速排泄系统的作用，促进新陈代谢、吸收营养，间接可使容光焕发。

其实，不管你如何去"保养"你的脸，无情的岁月和环境都会在上面留下痕迹，就像油画《父亲》那满脸的沧桑。我们的脸真是非常神奇的，在岁月和环境的影响下，脸上的皱纹就像一个个的符号，它们被赋予了太多的意义，通过这些皱纹，我们可以看到关于这个人的很多内容。

我们脸部的皱纹有很多种，大体可以分为：体位性皱纹、动力性皱纹和重力性皱纹。

体位性皱纹主要出现在颈部。体位性皱纹的出现并非都是皮肤老化，但随着年

★ 适当地进行简易的脸部按摩可以减缓皱纹的产生

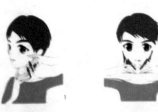

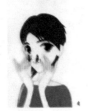
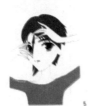
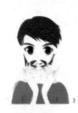
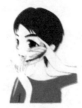

齢增加，横纹变得越来越深，而出现皮肤老化性皱纹。动力性皱纹是表情肌长期收缩的结果，主要表现在额肌的抬眉纹、皱眉肌的眉间纹、眼轮匝肌的鱼尾纹、口轮匝肌的口角纹和唇部竖纹、上唇方肌的颊部斜纹等。重力性皱纹主要是由于皮下组织脂肪、肌肉和骨骼萎缩，皮肤老化后，加上地球引力及重力的长期作用逐渐产生的。

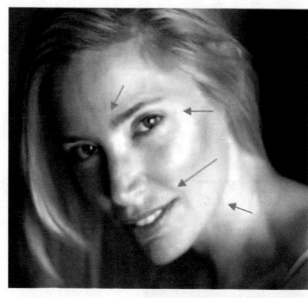

脸部的皱纹还可以分为真皱纹和假皱纹。假皱纹主要出现在 25~35 岁，主要是出现在眼部、嘴角周围的又细又短的皱纹。这些皱纹出现的主要原因是由于受日光老化、习惯性表情、肌肤缺水、工作压力、不规律的生活、睡眠不足，甚至是减肥导致皮下脂肪减少而引起的。日光老化是皮肤产生假皱纹的一大主因，紫外线使皮肤缺水，形成小断裂，反映在脸上就是那一条一条细小的皱纹，这种因为干燥形成的皱纹，也被称为"干纹"。假皱纹是可以通过一些途径（比如上述保养脸部皮肤的办法）使其减少消失。

★ 随着岁月的流逝，人到中年，肌肤的老化便不可逆转

假皱纹的产生，更是可以预防的，有些不良的生活习惯，就容易促使假皱纹的生成。比如经常眯眼睛、皮笑肉不笑的动作、习惯单侧咀嚼食物、浓妆过夜、蒙头睡觉、吸烟等。

所谓真皱纹，就是一般从 35 岁开始，特别是 45 岁以后，随着肌肤变松弛，出现的额头纹、法令纹、鱼尾纹等。真皱纹的产生是一个漫长的过程，是岁月的痕迹，一旦开始，肌肤老化便不可逆转。

# 镜子的对面 >>  JINGZI DE DUIMIAN

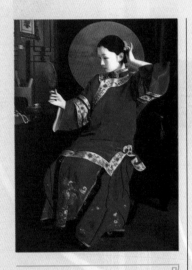

★ 从古到今，镜子一直是人们的必备品，对女性而言更是如此

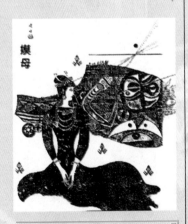

★ 嫫母

"当窗理云鬓，对镜贴花黄"提到的是古代女子，这使人们想起那些顾影自怜的美女。而这样的美女，身边从来不会缺少的就是镜子。从古到今，镜子一直是人们的必备品，对女性而言更是如此。

说起镜子，也有它的历史。相传，人类使用的第一面镜子就是嫫母发现并制作的。那时，黄帝内宫的人经常站在水边看自己的脸庞，梳妆打扮。嫫母觉得自己长得丑，轻易不去水边梳妆打扮自己，每逢节日也不轻易抛头露面。整天只愿待在黄帝身边干活儿。有一次，彤鱼氏叫嫫母和她一起上山采石板，嫫母二话没说，就随同彤鱼氏一起上山去了。嫫母气力大，采石板比别的女人都快。不到半天就挖了二十多块。

这时，太阳正当中午，阳光普照大地。嫫母突然发现石头堆里有一块明光闪闪的石片，阳光一照非常刺眼。嫫母弯腰用手轻轻从地里刨出来，拿在手中一看，不由得吓了一跳。这是什么怪物，自己丑陋的面孔全照在这块石片上。连她自己也觉得奇怪。于是她悄悄把这块石片藏在身上，回到黄帝宫里没有对任何人讲这件事。她看到周围没有人，又悄悄把石片取出来，发现石片的平面凹凸不平。照映在上面的面孔显得怪模怪样，十分可怕。嫫母就去制作石刀、石斧的厂房，找来了一块磨石，把石片压在上边反复摩擦，不一会儿工夫，石片表面上就非常的平整光滑了。她用来一照，真的比刚才清晰了很多，只是自己的面貌却还是那样丑。她又磨了一阵子，拿起来再照，自己仍然很丑。嫫母自言自语地叹息说："看来面丑不能怪石片（镜子）啊。"

从此以后，嫫母再也不用去河边、水边梳妆打扮了。每天早上，照着石片，收拾打扮一下自己，用后再悄悄藏起来。时间一长，嫫母也大意了。有一次嫫母帮助彤鱼氏在石板上烧肉，因火力过大，石板烧炸了，霎时，飞起一块碎石渣，割破了嫫母的脸，且血流不止。嫫母赶忙回去，拿出石片，照着往自己脸上贴药。谁知，黄帝不知什么时候回来，轻手轻脚走到嫫母身后，发现嫫母一手拿着什么东西照着自己，一手向脸上贴药。黄帝走到嫫母身后，头贴近嫫母的肩膀，刚要仔细观看，不料，嫫母惊呼一声！她发现石片上竟然出现了黄帝的面孔。扭头一看，才知黄帝真的站在她的身后。黄帝问嫫母："你手里拿着什么东西？"老实忠厚的嫫母，一听到黄帝严厉地叱问，知道此事绝不能哄骗黄帝，扑通一声跪在黄帝面前。嫫母把发现这块能照人的石片的来龙去脉从头至尾详细地向黄帝诉说了一遍，并恳求黄帝宽恕她。黄帝听罢，哈哈一笑，立即变得和颜悦色，并双手搀起嫫母说："这是你一大发现，你不但没错，还立了一大功啊！"黄帝说完，立刻叫来嫘祖、方雷氏、彤鱼氏等人，把嫫母这块能照见人面孔的石片拿出来，叫她三位妻室见识一番。

**知识链接**

嫫母：又名丑女。相传，5000 年前，黄帝为了制止部落"抢婚"事件，专门挑选了品德贤淑，性情温柔，面貌丑陋的丑女（封号嫫母）作为自己第四妻室。黄帝还说："重美貌不重德者，非真美也，重德轻色者，才是真贤。"

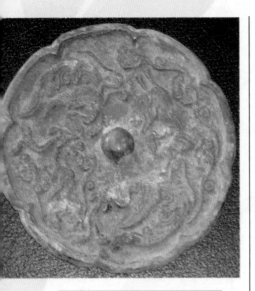

★ 唐代鸾凤葵花青铜镜

**知识链接：**

　　巫术：是企图借助超自然的神秘力量，对某些人、事物施加影响或给予控制的迷信方术。古代施术者女称巫，男称觋。巫术通过一定的仪式表演，利用和操纵某种超人的力量来影响人类生活或自然界的事件，以满足一定的目的。巫术的仪式表演常常采取象征性的歌舞形式，并使用某种据认为赋有巫术魔力的实物和咒语。"降神仪式"和"咒语"构成巫术的主要内容。巫术可分为黑巫术和白巫术。黑巫术是指嫁祸于别人时施用的巫术；白巫术则是祝吉祈福时施用的巫术，故又叫吉巫术。

　　嫘祖笑着说："黄帝，怪不得很长时间都不见嫫母去水边梳妆打扮，原来她能靠着这个照人宝物啊。"彤鱼氏紧接着说："黄帝，这个发现，应该给嫫母妹妹记一功！"黄帝兴奋地说："当然要记一功！"

　　其实，据正史记载，在3 000多年前，我国的先人就开始使用青铜镜了。这些镜子是将青铜铸成圆盘，然后打磨得又平整又光洁。这种青铜镜照出来的人影并不明亮，它很容易就会生锈，所以必须经常打磨。不过，在没有玻璃镜子的时代，青铜镜已经称得上是最好的镜子了。在距今将近一万年前的古土耳其人就使用一种黑色的石片作为镜子。埃及第一个王朝时期（公元前2920年—公元前2770年）就开始使用金属铜制作镜子，而南美的古印第安人也很早就学会了用磁铁、赤铁等金属制作镜子。

　　镜子从一开始便与巫术联系在一起，在古代传说中有很多人都借助镜子拥有了神奇的功能，他们可以透过镜子、湖泊、水晶球、杯中的液体等能反映影像的物体来预言未来、占卜过去。

　　在300多年前，玻璃镜子便在欧洲问世了。玻璃镜子是将亮闪闪的锡箔贴在玻璃面上，然后倒上水银。水银是液态金属，它能够溶解锡，变成黏稠的银白色液体，紧紧地贴在玻璃板上。玻璃镜比青铜镜前进了一大步，很受欢迎，一时竟成了王公贵族竞相购买的宝物。当时只有威尼斯的工场会制作这种新式的玻璃镜，欧洲各国都去购买，财富像潮水一般涌向威尼斯。制作玻璃镜子的工场被集中到穆拉诺岛上，四周设立严密的岗哨，封锁道路，严查进出行人。后来法国政府用重金收买了四名威尼斯镜子工匠，将他们秘密偷渡出国境。从此，水银玻璃镜的奥秘才公开出来，它的身价也就不那么高贵了。

不过，涂水银的镜子反射光线的能力比起现在的镜子还差得很多，制作上不仅费时，而且制作过程中使用的水银又有毒，所以后来被淘汰了。现在的镜子，背面是薄薄的一层银。这一层银不是涂上去的，也不用电镀，它是靠化学上的"银镜反应"涂上的。通过这种工艺制作出来的镜子，已经达到了相当高的水平，但是人们还是觉得它并不是完美的，很多科学家正试图用更为先进的工艺技术制造出他们理想中的完美镜子。人们对于镜子的不懈追求到底是为了什么？人们从镜子里到底想看到什么？

其实我们每一个人都想看到自己面孔的模样，都想看到自己脸上的表情，这就需要借助镜子。照镜子成为了人们（更多的是女性）生活中必不可少的一项活动。英国的"跨国良方"调查机构对 2 000 余人进行了调查，结果发现：利物浦女性平均每天照镜子 71 次，紧随其后的是伦敦和纽卡斯尔的女性，她们平均每天补妆 11 次，几乎每小时一次。女人爱美，喜欢照镜子也不奇怪，可调查显示，英国男性对镜子的钟爱一点也不逊于女性。他们每天照镜子的次数高达 27 次。尤其是 27 岁左右的男性，他们每天竟然平均要照 52 次镜子。乘坐地铁时，特别是在上班高峰时段，举目望去到处都能发现英国女性

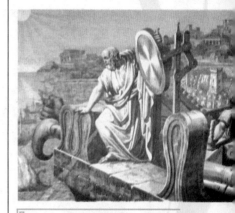

★　欧洲古代的镜子

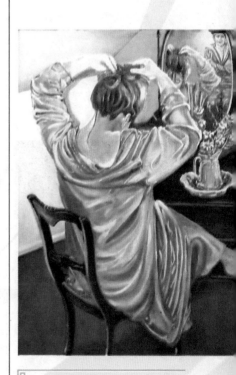

★　我们现代人所使用的镜子

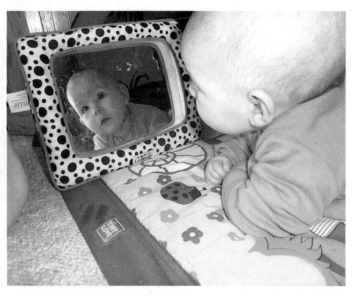

★ 我们每个人都想知道自己的模样

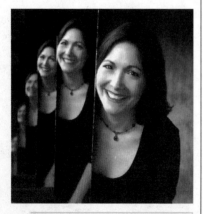

★ 镜子是现实与虚幻的焦点

们在看着自己手中的小镜子，小心翼翼地修补脸上的妆容，更有趣的是她们还会一边照着镜子一边为自己鼓劲，说些"今天看起来真是不错""你一定行"之类的话给自己打气。

面对镜子，你看到镜子中你影像的眼睛，镜子是现实与虚幻的焦点，镜子中的你的面孔既是真实的，又是虚幻的；它清楚分明、活灵活现，却又并不存在。当我们独自面对镜子时，我们既是当事者，又是旁观者，既是观察者，又是被观察者。镜子使看与被看这一对矛盾达到了统一，当我们面对镜子时，镜子里的你即使面无表情，我们也知道它在看我们，我们更知道它在思考什么，我们可以同自己的思想对话。

有无数的人通过镜子看自己的脸，看脸上岁月留下的印痕，一分一秒，在现实与虚幻的两个世界中，人们的思想交错穿梭，无数的化妆品在镜子的辅助下被我们抹到了脸上，我们想留住时间，留住青春，殊不知正是在我们对着镜子的发呆和感慨中，时间却悄悄地溜走，除了脸上又多出的印痕外，它什么也没有给我们留下。

其实不光我们人类对镜子有兴趣，有很多动物也一样。长尾小鹦鹉和泰国斗鱼一照镜子就会同镜子里的它们打架或求偶，直到把自己折腾得筋疲力尽才肯罢休。灵长类的动物在第一次照镜子时，常常被镜子所捉弄，它们看到镜子里的自己就像看到了其他的动物，它们或是友善或是威胁自己的影像，但是猿类却能够分清镜子里的影像就是自己的。

科学家曾做过这样的一个试验，他们先麻醉了几个受过训练的黑猩猩，然后在他们的眉毛上画上红线，这些红线没有任何的气味。待黑猩猩醒来后，科学家在它们面前放上一面镜子，这时它们往往都会用手摸一摸自己的前额，有些猩猩还会闻一下自己的手指尖。这个试验说明猩猩能够认出自己的影像，不然它们就不会做出上述的反应了。这些科学家后来还发现：猩猩、长臂猿等灵长类动物和我们人类超过 18 个月的婴儿，都会做出试验中猩猩做出的同样的动作。有些猩猩和黑猩猩往往都能用镜子去检查自己的牙齿、屁股和身体的其他部位，特别是那些平时根本看不到的部分。它们会对着镜子做鬼脸，游戏似的把蔬菜顶在头顶上，它们还会学着像人类一样打扮自己，并把藤蔓挂在脖子上当项链。

猿类为什么会有如此的行为呢？它们是在那里享受去控制镜子中自己影像的快乐吗？它们是在与自己的影像嬉戏吗，还是在认真观察自己的表情呢？科学家们的最后结论是，黑猩猩、猩猩和人一样都具有强烈的"自我意识"。

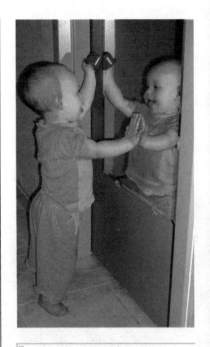

★ 镜子中的影像和现实中的位置相反

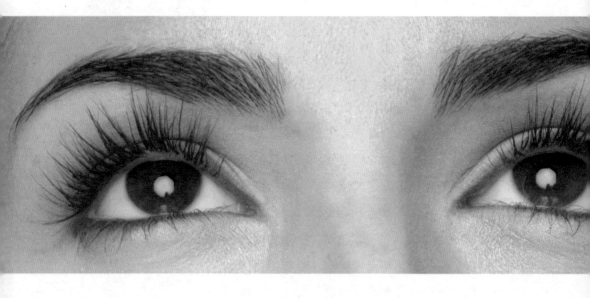

# PART 3

# 第 3 章

# 面孔"小动作"

如果你仔细思考一下，面孔真是一个非常奇特的东西，它不仅可以表现出我们每个人的个性特征、我们的心情、感情等，更能够传达更多、更复杂的信息。比如打喷嚏就有可能是感冒的前兆，那么，人为什么人会打哈欠？我们的眨眼动作是有意识的吗？当一个腼腆的姑娘注意到有个小伙子正盯着她看时，她为什么会脸红呢？……

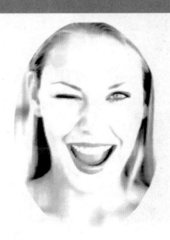

# 惊天动地的喷嚏 >>

JINGTIAN DONGDI DE PENTI

很久以前，月亮曾经告诉过我们一个关于打喷嚏的传说：

如果你打了一个喷嚏，说明有人想你了。

如果连续打了两个，说明有人爱上你了。

然后，这个故事戛然而止。

就像月亮期待的那样，我迫不及待地问，那如果连续打了3个喷嚏呢？我期盼着更为惊世骇俗的答案。

月亮看着我笑，然后说，小笨蛋，那说明你感冒了。

如果你仔细思考一下，面孔真是一个非常奇特的东西，它不仅可以表现出我们每个人的个性特征、我们的心情、感情等，它更能够向我们传达更多、更复杂的信息，比如你打喷嚏就有可能是感冒的前兆，而打喷嚏这种极为普遍与常见的行为却需要聚精会神地全情投入，仔细回忆一下你上次打喷嚏的过程吧，是不是确实有那么一种因彻底投入而带来无比舒适的快感呢？

打喷嚏这种简单的乐趣，是需要一番体力的，整个身体在极度的兴奋中波动，随着这种轻微的不自觉的震颤，整个身子却已经在不知不觉中经历了

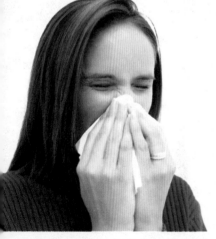

★ 打喷嚏也许是感冒的先兆

一场突变，因为人在打喷嚏时，会在预期的渴望中情不自禁地颤抖，随之不自觉地吸入一团空气，像一台运转自如的风箱一般收缩肋骨和胃部，并猛烈地把空气摄入鼻中，经历一段短暂的停顿，这种震颤就瞬时传遍全身。研究人员发现，在打喷嚏时逐出空气的速度，是音速的 85%，这样凶猛的速度，足以清除滞留在呼吸系统里的细菌与体内其他的有害物质。其实，这也是我们打喷嚏的目的。并且，在打喷嚏的过程中，由于打喷嚏时发出的瞬间力量太过强大，为了防止眼球受伤，身体出于本能会不自觉地闭上眼睛，倘若失去了这种生理本能，很难想象将会有多么可怕的事情发生！曾经就有人由于丧失这项本能，在打喷嚏时，导致视网膜由于受到体内勃发的强大压力而喷射出来，而视网膜的脱落最后导致失明，所以打喷嚏时千万记得要闭上眼睛。

其实人类鼻子的构造是非常独特的，在鼻道后部有一个 U 形转弯，而这个转弯的确给我们人类带来了不少负担，它迫使呼吸这个简单的行为变得沉重，由于打喷嚏时没有直接的通道让空气直接进入，所以我们只好张开嘴巴，这就可以解释为什么只有人类才会张嘴打喷嚏这一疑问了。倘若我们闭上嘴巴打喷嚏，那么空气就会在头中的洞腔及通道中发出声响，寻觅其出路，这样做，很可能会伤及我们的耳朵。

为什么我们的鼻子要这样设计呢？某些科学家通过试验证实这样的设计是很有意义的，这绝对不是上帝贸然而粗劣的杰作。当我们吸入空气时，通过这样一个独特的 U 形系统，空气可以得到初步的

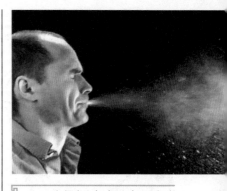

★　我们打喷嚏时会不自觉的闭上眼睛

### 知识链接

　　音速：音速也叫"声速"，指声波在媒质（介质）中传播的速度。其大小因媒质的性质和状态而异。一般说来，音速的数值在固体中比在液体中大，在液体中又比在气体中大。空气中的音速，在标准大气压条件下约为 340 米／秒，或 1 224 千米／小时。

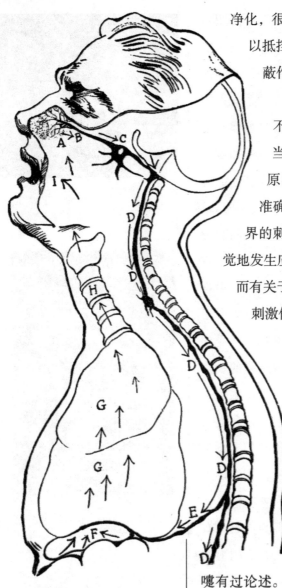

★ 人类鼻子的构造非常独特，决定了人类必须张嘴打喷嚏

净化，很多灰尘砂粒可以被过滤掉，同时也可以抵挡污物臭味，甚至对浓烟也有一定的屏蔽作用。

究竟是什么原因导致我们的身体要不自觉地发生这样惊天动地的震颤呢？当然，前文所提到的感冒的前兆是一大原因，但这也仅仅只是一部分，其实，准确地说，是由于我们的鼻黏膜受到了外界的刺激，在这种刺激作用下，身体要不自觉地发生应激作用，这样，打喷嚏就不可避免了，而有关于感冒的喷嚏则同样的是由于冷空气的刺激作用。

关于打喷嚏，还有着很多的讲究。比如说在中国的很多地区，我们打喷嚏常常说是因为有人想你的缘故，更有一些传统的民间风俗中，打喷嚏曾被当作某种异常行为或事物发展趋势的征兆，人们常常会做出种种解释，令人有如堕云雾之中的感觉。

早在先秦时期，就有人对打喷嚏有过论述。《诗经·终风》有言："寤言不寐，愿言则嚏"，意思就是在说"醒来了可睡不成，我思念了就打喷嚏"。还有人解释为"你也以同样的心情思念我，我就打喷嚏了"。至今农村常有这样的现象：小孩打了个喷嚏，妈妈说"外婆在想你了"或者说"又有谁在思念我的宝宝了"之类的话，接下来便计划回娘家探亲——就认为打喷嚏是有人在思念自己的征兆。

　　另一种说法就是打喷嚏是有人在"念叨我"。宋代的洪迈，在其《容斋随笔》卷四中写道："今人嚏不止者，必噀唾祝云：'有人说我'，妇人尤甚。"又如在一本叫做《懒真子》的书中写道："俗说以人嚏喷为人说。"因为有人说我而要吐口水念咒语，可见这个"说我"应理解为"说我坏话（或说闲话、念叨我）"。元朝的康进之在他的《李逵负荆》杂剧中有这样的情节：住在梁山泊附近的两个光棍冒充宋江、鲁智深，强抢卖酒老汉王林的女儿满堂娇，等到真相被梁山好汉揭穿并准备惩罚冒名行凶者时，光棍连打喷嚏道"打嚏耳朵热，一定有人说"，也是把打喷嚏作为了有人在"说我坏话或闲话的征兆"。

★　人们常常会就打喷嚏做出种种解释

　　还有一种说法是打喷嚏的时日可以占卜事情的发生以及吉凶。比如在明代周履靖所辑《占验录》中有打喷嚏的时辰：子日表示有酒食口福，丑日表示犹疑连连，寅日表示有外事牵连，卯日表示大吉大利，辰日表示有结婚或相会之事，巳日表示有口舌是非的发生，午日表示有喜事登门，未日表示无凶无吉，申日表示平平而已，酉日表示有客人将至，戌日表示有人在相思着你，亥日表示被人牵挂。今人则有这样的说法：晚上11点至凌晨1点表示有人宴请宾客。凌晨1点至凌晨3点表示有人思念你，有客人前来相求事情。凌晨3点至凌晨5点表示有人前来相约食饭。早上5点至早上7点表示有财运到来或有人找你询问事情。早上7点至早上9点表示有人请食饭、大喜之事将发生。早上9点至中午

## 知识链接

过敏原：过敏原又称为致敏原或变应原。其中，过敏原为通俗用语，致敏原或变应原为医学术语，是指能够使人发生过敏的抗原。它们共同的特点是：接触过敏源一定时间后，机体致敏。致敏期的时间可长可短，这段时间内没有临床症状，当再次接触过敏源后，方可发生过敏反应。所以说，往往第一次接触到的物质不会过敏，反复的接触后，可出现过敏性症状。反复接触后，症状一般会逐渐加重。

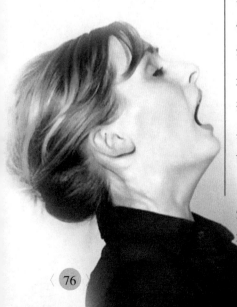

11点表示朋友将前来求财。中午11点至下午1点表示有贵客到来。下午1点至下午3点表示有人请食饭，吉利之事将会降临你身。下午3点至下午5点表示小心饮食。下午5点至晚上7点表示有异性前来相求、询问事情。晚上7点至晚上9点表示你会思念一位异性、希望和好如初。晚上9点至晚上11点表示有惊无险，虚惊一场。这真像个大杂烩，把凶吉祸福、被人思念、口舌是非，全说到了。

那么，从打喷嚏可以联想到的这些事情，到底有什么科学的根据呢？其实，打喷嚏与前面所说的那些猜测或者征兆是没有任何的联系的，它只不过是一种正常的生理反应而已。在医学上，打喷嚏叫喷嚏反射，是鼻黏膜受刺激所引起的防御性反射动作。喷嚏反射的生理意义在于排出上呼吸道中的异物或过多的分泌物，清洁和保护呼吸道。引起喷嚏反射的刺激有：炎性渗出物、黏液、灰尘、刺激性气体及其他异物。患流感、感冒等呼吸道传染病初期，上呼吸道会受到病毒或细菌的感染，出现鼻黏膜水肿、充血或鼻塞、流涕，同时伴有较多的喷嚏反射。打喷嚏自身可以作为一个独立的症状，有时伴有其他症状比如发痒、流涕、鼻塞，或眼睛发痒、流泪及用口呼吸等，这是感冒、哮喘或湿疹的征兆。但如果是一次偶然的打喷嚏，你并不需要担心，这是你的鼻子受到了外界的刺激或者有某些东西引起的过敏性反应，比如胡椒粉、外来微小物质、花粉、霉菌或其他过敏原。

打喷嚏每个人都有着不同的姿势，有的人声音短小尖利，有的人声音洪亮深沉，有的人豪放不羁，有的人谨慎小心……但是，有没有一种比较科学，

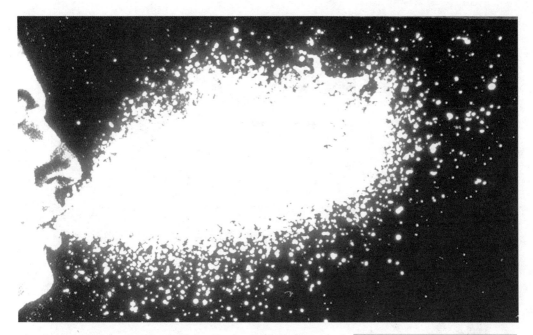

相对来说较为正确的打喷嚏方式呢？若感觉到想打喷嚏时，别让身体挺直和头颈部后仰，应该让上半身微微向前弯，略做好心理准备，等打喷嚏时顺势稍稍向前，不要刻意用力、更不要将头向前猛甩，避免身体摆动幅度过大，造成肌肉、骨骼受伤。此外，打喷嚏时应该适度张开嘴巴，让气压释出，以免气体倒灌到鼻窦中去，所以不宜捏住鼻子，切忌紧闭嘴巴。如果强大的气压直接向上冲，灌到鼻窦中或眼球周围，会引发眼球周围、脸部肿胀。不过，基于公共卫生与礼仪考虑，还是应该用双手、面纸或手帕轻掩口鼻，以免将细菌、病毒传给他人。在现实生活中，有些人没有较为正确的打喷嚏方式，结果就引来了祸患。有不少年轻人因打喷嚏引发椎间盘突出，导致腰酸背痛、腿部酸麻无力。不少老年人更是由于本身就有骨质疏松症，在打喷嚏后，脊椎可能出现轻微压迫性骨折或肋骨断裂现象。

★　打喷嚏可以清除呼吸道异物或过多的分泌物

# 眨眼的意识 >>
ZHAYAN DE YISHI

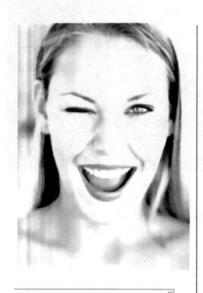

★ 我们眨眼包含着很多秘密

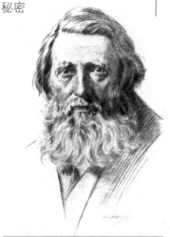

★ 英国著名作家、美术评论家罗斯金

记得英国一位著名作家、美术评论家罗斯金说过这样的一句话："人类灵魂在这个世界上所能做的最伟大的事，就是能够看事物……"

看——对我们来讲，是多么重要的一项技能，科学家推测，我们的70%的沟通均是来自于视觉。而令我们拥有"看"这一项充满普遍性却又非常神秘的技能的载体，恰恰就是我们的双眼。

当我们看镜子的时候，双眼盯住镜中的形象，这个令你无比熟悉的身影让我们有了惊人的发现，我们的眼睛简直就是自然界的杰作。这是由于我们的眼睛有分离的结构，能收集光线，并且能在你的控制之下，去万千事物中挑出重要的或者新奇的形象，并准确地对出焦点，捕捉到事物，他们如同最好的立体双眼望远镜一般。这真是天造地设，鬼斧神工！

当然，眼睛除了遵照您的要求去观察事物，它也有着自己的作息规律，比如，它常常会在你无意识的时候眨眼，即使是最忙的检察官或者行政人员在每天清醒的时候也要浪费23分钟在眨眼上，这绝对会引起您的疑问——短短的一次眨眼过程不过只是一瞬间的事情，怎么可能用掉这

么长时间？其实，我们每天的眨眼次数是惊人的，经统计一个人每分钟要眨眼 10 余次，每次眨眼要用 0.3~0.4 秒钟，每两次之间相隔约 2.8~4 秒。据此推测，我们每天至少要有 1.4 万次的眨眼过程，而时间，正是在这 1.4 万次的眨眼中悄悄溜走的。

眨眼，看起来平淡无奇，其实却包含了很多的秘密。距今亿年或亿万年前，当时地球上生物——第一批四足动物——爬上岸时，它们就被迫面临着被晒干的危险。在水中生活的时候，动物肯定不会因干燥而丧命；而在逐步走入岸上的过程中，阳光却迫使动物因水分的丧失而奄奄一息。聪明的两栖动物因为具有随时在陆地和水间匆匆溜进溜出的本

★ 泪腺会向外分泌眼泪

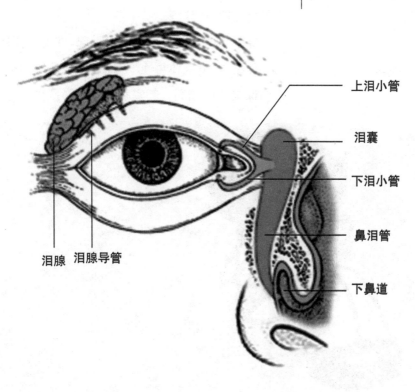

泪腺　泪腺导管

上泪小管

泪囊

下泪小管

鼻泪管

下鼻道

领，而避免了被"晒干"的危险。同样，毫不示弱的爬行类动物则慢慢进化出几乎不透一点儿水分的鳞甲。但是眼睛直接接触空气，眼睛总不能用盔甲包围起来吧？因此，为了保持其湿润的环境，动物逐步进化出眼皮和泪腺，每一次眨眼的过程其实就是在太古海洋中的一次浸泡。

眼皮是眼睛眨动的工具，当人们困乏欲睡时眼皮可以替我们挡住纷繁的外部世界的干扰，但由于眼皮是人体最薄的皮肤，厚度仅仅是 1 毫米，且呈半透明状，因此，即使是不太刺眼的太阳光或者突如其来的其他光亮，都会通过眼皮刺激我们的神经，让我们突然醒来。所以，眼皮也能报警，这就是为什么正处于甜睡中的你总是在太阳初照卧室的时候，会很自然地清醒过来。

外眼角的眼皮上方隐藏着泪腺。泪腺会向外分泌一种液体，此液体再逐步由眼皮向整个眼球扩散，以确保眼球的湿润。其实眼泪不仅仅是水，它们也

★ 当我们看书、阅读句子时，很少眨眼睛

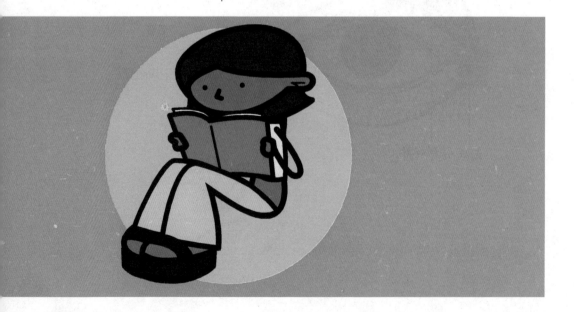

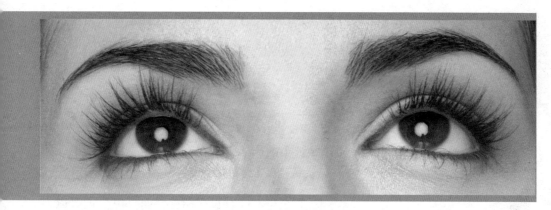

归属于整个循环系统。我们需要透过角膜看外面的世界，因此，角膜的首要要求就是必须清澈透明，不能夹带任何的血管及组织。眼泪负责给角膜输送氧气，以使其存活。眼泪不仅含有化学物质，可以用来杀灭细菌，而且还含有蛋白质，用以滋润眼球表面，使其光滑；另外，眼泪还有一大好处——它能清除掉眼内的颗粒尘埃。

眼睫毛令众位女生无比喜爱，所以常常费尽心思去装饰它。其实，眼睫毛的存在使眼睛的眨动更加明显，它们好似活动的木栅栏，能有效地防止小飞虫和其他一些异物不慎掉入眼里。实际上，眨眼也是眼睛对危险的一种反射行为。鼻毛和耳毛的功能虽然同睫毛一样，但它们更像远古穴居者，永远只能住在阴暗潮湿的地方相互遥望，却永远不能与它们住在福地的表亲——睫毛——相比。睫毛享有与眼睛为伴的殊荣，并使眼睛增色不少。

其实，眨眼是一种快速的闭眼运动。常见的眨眼行为分为两种。一种是保护性的眨眼，如当外界物体不慎接触到我们的角膜，或者当有人故意恐吓你，又或者当外界耀眼的光束在眼前突然闪过时，

★ 睫毛享有与眼睛为伴的殊荣，并使眼睛增色不少

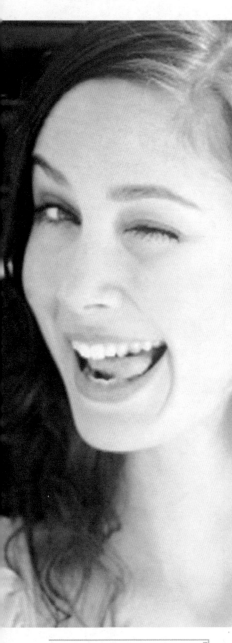

★ 不合适的眨眼也会传递出错误的信号

都可以导致保护性眨眼反应。这种迅速而又神奇的反应，在极短的时间内却经历了相当复杂的神经传导过程，医学上叫做"角膜反射"。第二种是每个人无论何时经常会进行的一种眨眼行为，眨眼的起因至今仍无科学家能解释清楚，由于这种行为不是受外界刺激的影响，而是在不知不觉中进行的，所以也被称作做"不自主运动"。

眨眼本身不仅有很多用处，而且医生也可以根据眨眼行为的存在或消失来判断病人昏迷的深浅程度，甚至可以帮助诊断颅内的肿瘤。

由于眨眼的速度特别短，所以眨眼有时也可用来指代时间，如一眨眼的功夫，则是指时间特别之短，相当于一瞬间。平常的一眨眼，持续时间大概在 1/3 秒左右，在这 1/3 秒里，眼皮完成了覆盖瞳孔后又掀开的整个过程。这个过程中，眼皮覆盖瞳孔的时间大约是 1/6 秒，这 1/6 秒我们什么都看不见，大脑没有进行任何反应，会形成短时间的思维和意识空白。这 1/6 秒"黑暗"的思维空白，是不被大脑所保存的，因此我们看到的外部世界是一副没有间断的画面。

我们每天都在无意识中重复着眨眼的动作，这就如同呼吸一样。但是我们的眨眼活动根据人的心情和思维活动的不同是有所变化的。当我们注意力集中或是专心地看、听时，眼睛一般都是睁得大大的；而注意力不集中时，我们眨眼的次数就会很多。当我们看书、阅读句子时，很少眨眼睛，但在换句、换行或者翻页时，眼睛就会频繁地眨动。如果我们用眼过度，长时间地看电视或驾车时，眼睛的眨动次数就会很多。

狙击手观察他的敌人时和女孩做白日梦幻想她的童话王国时，眨眼的次数要比一个端坐在屋子中间参加令人厌烦的办公室会议的人眨眼次数少得多。而一个游戏迷在玩他钟爱的电视游戏时几乎不眨眼。有人做过这样的统计，一个人在开始阅读时，眼睛每分钟眨动 6.9 次，4 个小时之后，每分钟眨眼的次数就会增加到 11 次。

我们的眨眼活动不仅仅是为了使眼球不再干涩，眨眼还能够使我们更好地进行交流，正可谓是眉目传情。很多演员在拍摄特写镜头时，都竭力避免眨眼，他们认为自己眨眼是分散注意力的表现。有时我们眨眼还能够向他人表达已经领会他的想法的意思。正确的眨眼可以给人传达一种有韵律的节奏感和美感，但不正确的眨眼方式会让演员显得自己的演技拙劣、不成熟。有时候，不合适的眨眼也会传达出错误的信号。台湾高雄一名妇人由于颜面及三叉神经连接异常，只要吃东西或张嘴，左眼的上眼睑就会下垂闭合，看起来好像在不停眨眼，也因此闹出不少误会，有一次她参加朋友的喜宴时，左眼一分钟竟眨了七八十次，同桌男士还以为她在暗送秋波，让妇人相当尴尬。

美国全国职业保健与安全研究所做过一项调查，每天在电脑前工作三小时以上的人群中，有近 90% 的人眼睛有问题，表现为眼睛发干、头痛、烦躁、疲劳、注意力难以集中等，这种电脑视力综合征就是典型的眼干燥症。要有效地预防眼干燥症，最好的办法是养成多眨眼的习惯，专业人士认为，眼干燥症是一种压力型病症，问题出在眼睛长时间盯着一个方向看。

# 羞愧与脸红 >>  XIUKUI YU LIANHONG

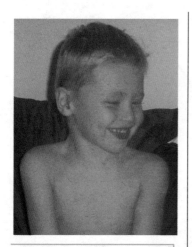

★ 脸红是人类特有的表情

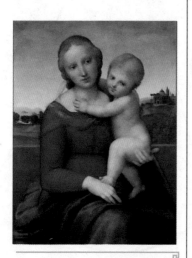

★ 在很多状况下我们都会脸红

　　马克·吐温说过："人类是唯一会脸红、或需要脸红的动物。"我们常常会在某种状态下脸红，其实这不是我们有意为之，其根本原因是由于精神的兴奋引起交感神经系统兴奋，进而促进肾上腺素分泌增多，肾上腺素增多引起心脏跳动加快，血管扩张，由于面部血管丰富且浅，所以比较容易看出来；且面部神经丰富，所以我们也能感觉到面部发热。事实上，人在兴奋时，全身都会发生变化，并不仅仅表现在脸上。

　　其实脸红与很多窘迫状态是一起出现的，比如痛苦、口吃、目光游移不定、动作笨拙，此外，我们在异性面前最容易脸红。在我们的一生中，脸红会有一条清晰明确的轨迹。在三岁的时候，人们就开始会脸红了，在少年青年时期，脸红最容易出现，也表现得最为强烈。在之后的时间里，尤其是当我们到了35岁以后，脸红的现象就会慢慢减少，很多科学家对少年青年时期容易脸红的原因做出了多种假设，比如：身体的迅速变化，荷尔蒙分泌的变化，性别特征的未确定，新的社会际遇的变化。随着这一系列的变化，人会出现害羞、尴尬等心理状态。相反，当我们到了35岁以后，我们的生理、心理都较为成熟，而且社会定位及人际关系也已较为稳定，社会地位也明显提高，在这种情况下，人们往往会在自己的角色上游刃有余。

那么脸红表达的到底是什么意思呢？可以肯定地说，脸红没有表达出忧虑或恐惧的感情。因为忧虑是会使人们的脸变得苍白；恐惧会使人面部肌肉紧张，脸变得蜡黄。很多人都认为人们脸红是羞耻或负罪感的表现，也有的人认为尴尬更容易使人们脸红。言语上的失礼和过分的赞美都容易导致脸红。由于脸红大多是由羞耻或尴尬而引起的，它的出现会形成连锁反应，使人感觉更加羞耻或尴尬。

在我们人类的脸上，白种人和黄种人脸红能很容易被察觉到，但黑人的脸红就不太容易被看出来。实际上，黑人也会脸红，但表现出来的却是脸色更黑。上个世纪末的一项调查显示，有近2/3的人感觉到脸红主要在两颊部分，而1/4的人觉得脸红会蔓延到整张脸。也有一些人说他们连耳朵都会红，更有甚者说脸红会漫布于他们的脖子、胸口或头皮。

脸红对于我们来说，除了把自己的羞耻或尴尬感展现给别人外，还有其他的功用吗？实际上，脸红是有用的。有时候，脸红会泄露出某人的情感或渴望。脸红对于我们每一个人来说，尤其是那些情窦初开的女孩儿，对于她们表达浪漫情怀起着重要的作用。

其实，我们脸红的表现可以通过一些心理调节和锻炼使其减轻。首先，面对脸红我们要采取顺其自然的态度，接受并允许它出现和存在，不必抗拒、抑制或者故意掩饰，不因为自己脸红而感到无比焦虑和苦恼。进而试着消除由脸红带来的紧张和担心，并逐步走出脸红的状态。其次，是要进行有关自信方面的训练。在陌生人前容易脸红的人，多数是由于自己缺乏自信，时常抱有自卑感，因而需要加强有关自信心方面的培养。要改变往往只关注自己的

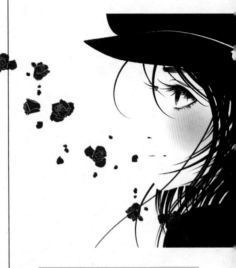

★ 脸红会泄露出某人的情感或渴望

短处，常拿自己的短处与别人的长处相比的思维方式。我们要反过来想想，自己具备哪些长处或者优势，用自己的长处比别人的短处，从而逐渐改变自己的悲观情绪，学着积极地去看待自我。同时，再将注意力转移到令自己感兴趣、同时也最能体现自己出众才能的活动中去。我们可以先寻找一件比较容易、非常有把握的事情去做，第一次的成功会给你带来意想不到的喜悦，然后我们可以再用同样的方法确定下一个目标，以此类推持续下去。每成功一次，我们便会增加自信心，强化自我意识，直到我们不断地自信起来。

没有一个人是十全十美的，我们没必要把自己的缺点、失败以及别人的耻笑看得很重，我们要把这些当成是自己通向成功的必由之路。对别人的评价和议论自己心中要有主见，做到"有则改之，无则加勉"，不为人言所左右。

每个人在某种程度上都会自卑，是因为我们经常通过比较和自省，发现自己确有不如人处而感到羞愧。所以，一个人最终要克服自卑心理，就必须在建立自信的同时正视自己的不足，通过多学多干来充实知识、丰富经验，学会与人交往的方法和技巧。此外，自卑还可通过心理训练来帮助克服。不妨尝试一下如下方法。

一、把能引起你脸红的各种场合，按照由轻到重依次列成表，分别抄到不同的卡片上，把最不令你脸红的场面放在最前面，把最令你脸红的放在最后面，卡片按顺序依次列好。

二、进行适当的松弛训练。可坐在一个舒服的座位上，有规律地深呼吸，让全身放松。进入松弛

★ 情窦初开的少男少女尤其爱脸红

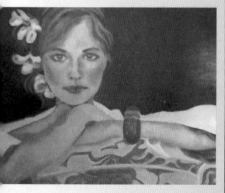

状态后，拿出上述系列卡片的第一张，想象上面的情景，想象得越逼真、越形象越好。

三、如果你觉得有点不安和脸红，就停下来别再想象，做深呼吸使自己再度松弛下来。做完松弛后，重新想象刚才的情景。若不安和脸红再次发生，就再停止后放松，如此反复，直至卡片上的情景不会再使你不安和脸红为止。

四、按同样的方法继续下一个更能让你不安和脸红的场面（下一张卡片）。这时要注意，每进入下一张卡片的想象，都要以你在想象上一张卡片时不再感到不安和脸红为标准，否则不得进入下一个阶段。

五、当你想象最令你不安和脸红的场面也不感到脸红时，便可再按由轻到重的顺序进行现场锻炼，若在现场出现不安和脸红，亦同样让自己做深呼吸放松来对抗，直至不再脸红为止。

但有些时候，我们的脸红却是由生理因素造成的。冬天气温较低，面部的血管长期处于收缩状态，当外界温度上升时，面部的血管会扩张，因长期收缩使血管重新扩张后血流加快，加上面部的皮肤较薄，则会出现"面红耳赤"的现象，自觉症状为面部发烫，这是正常的现象。从皮肤上讲，容易过敏的皮肤也容易发红。一般在紧张、高兴、害羞、运动量大、天热、天冷时尤为突出，所以要在护肤还有饮食方面多加注意。比如多吃水果，但不要吃含热量高的水果，如杏子，多吃维生素 E 含量大的食物，如苹果、柚子、柑橘，还有西红柿也是最佳食品之一。少吃辛辣、刺激性大的食物，女性在用化妆品方面要特别注意用防过敏的化妆品。

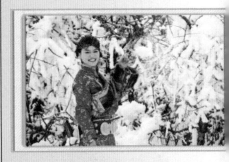

★ 冬天气温较低，从户外回到温度较高的室内，面部会因血管扩张而出现"面红耳赤"的现象

# 双唇之吻 >>

SHUANGCHUN ZHI WEN

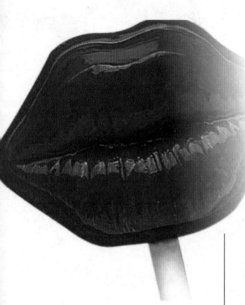

★ 性感的嘴唇几乎是每个女性梦寐以求的东西

在我们人类的脸上，有着一对非常特别的器官——双唇。双唇可谓是"性感"的代名词之一。尤其是对于爱美的女性来说，拥有一双好莱坞影星安吉丽娜·朱莉一样的双唇，一直是很多女性的梦想。很多女性为了拥有一双性感的双唇，不惜进行痛苦的整形手术，更是每天会有很多的人为了双唇的美丽，把昂贵的唇彩等化妆品抹到双唇上。我们人类为什么会这么在乎自己的双唇呢？其实这与双唇最为重要的功能——"吻"——有着很大的联系。

接吻，是人类一种存在年代非常久远却又长盛不衰的示爱方式，它也是一种甜蜜的享受，世界上不同民族都乐于接受这种双唇之间的"运动"。

这是因为我们人类在接吻的时候会感到快乐和幸福，会有像吃了巧克力一样的满足感。而且接吻还能起到保护牙齿、美容、减肥、止痛、减压、提高免疫等功效。对我们的机体有着奇特的效果。所以在情人之间、亲人之间、友人之间，在高兴之时、痛苦之时、胜利之时、失败之时，人们往往都需要用吻来表达各种情感。

一些学者认为，接吻起源于性虐待狂和远古时代食人肉的习惯。按照这一理论，现代的亲吻是很接近食人肉的样子，只不过变得文雅一些罢了。但是还有人另外考证，接吻起源于人类早期生存意识的习性。按美国丹·卡林斯基说，穴居人由于缺乏盐分而常常舔舐朋友的面颊，这样逐渐演变，发展成为接吻。还有人说接吻起源于医疗。这种说法认为在未开化时代的人，他们认为某些病症，尤其是精神错乱之类，是由于邪魔钻进人体内所致。所以澳大利亚人、巴拉圭人、印第安人、因纽特人及南非土著人，至今仍然对病人予以接吻，想通过接吻这一形式吸出邪魔，使病人恢复健康。此习俗后来逐渐演变成彼此关怀问候和表达情谊的表现。

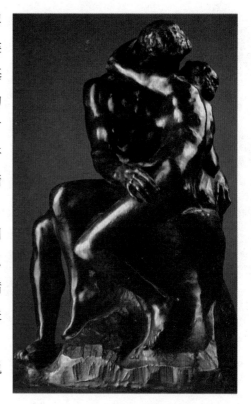

★ 关于吻的起源，有着很多说法

关于吻的起源还有一些更为有意思的说法，相传在古代意大利刚刚发明酒的时期，酒因为工艺复杂因而非常稀少。因此除男主人之外，妇女是严禁饮酒的。倘若哪个妇女违反禁令，那么她包括她的丈夫将一起接受严厉的惩处。因而男子外出时都提心吊胆，唯恐妻子在家中因违禁饮酒而遭杀身之祸。所以男子们回来的第一件事就是俯下身来，把鼻子轻轻凑到妻子嘴边闻一闻，看是否留有酒的余香。久而久之，这种吻唇的举动便渐渐发展成为接吻这种行为了。

还有一个类似的故事，上古时代男人们出去狩猎，本能地怀疑且惧怕自己的妻子是否会被人所乘，并相偕饮酒作乐。于是，男人一进家门，便把舌头伸入女人口中，借以探查是否有酒或其他可疑食物的味道。同样道理，女人也借此来向丈夫保证自己的清白，

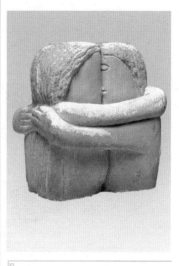

★ 接吻有着悠久的历史

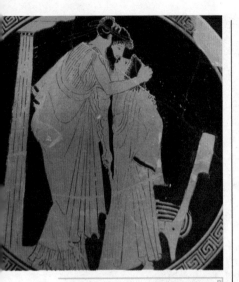

★ 古希腊彩陶画中关于接吻的画面

因此，当丈夫进门时，妻子便自动把口张开让他嗅闻。欧美一些国家的家庭都仍然保留夫妻一方出门之前与回来之后先接个吻的习俗。

不管是哪种说法，都能说明，接吻是人类自然发展的产物，是我们借以表达丰富内容的亲昵手段和交流情感的方式。通常，男女之间可以通过接吻增进双方的感情交流和融合。纽约州立大学动物行为学家尼库洛松在前不久提出了一个有关接吻的最新见解：接吻的根本目的在于传播像麻药一样能使人成瘾的物质以及追求与对方以化学形式的自然结合。而所谓"爱"，实际上就是迷恋于某类化学物质，尤其是迷恋于对方皮脂的一种行为。这大概是最新的有

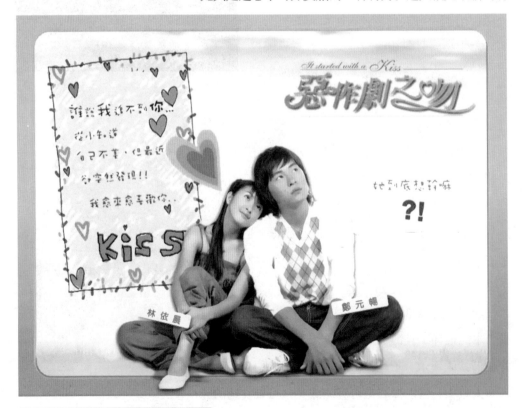

★ 电影《恶作剧之吻》宣传海报

关人们对接吻这种行为乐此不疲的解释吧！

　　关于接吻的方法方式，更是有着非常多的讲究。

　　在西方礼仪中，用双颊互相碰触，或者用唇轻轻触碰脸颊的问候方式是非常普遍的。这种接吻的方式在电视或电影中也屡见不鲜。除了表示礼貌外，也借此公开表示彼此双方交好。但是在非洲的某些部落中，则是以鼻头之间的摩擦来代替接吻。

　　如果您看过日剧《恶作剧之吻》的人，一定不会忘记女主角琴子那种一吻定情的特殊感受。那一刹那间犹如电光火石的触感，正是以唇接吻的魅力所在。在两片嘴唇互相轻轻摩擦时，不管所花时间的长短，那种触电的感觉欲语还休，有时甚至比甜言蜜语更令人怦然心动。有些情侣在热恋时期，总感觉满腔的热情似乎永远没有倾诉完的一天。每次当他们腻在一起时，只想告诉彼此有多么深厚的爱情。这时候彼此会做一些咬耳朵的小动作，以示亲密。当你在他耳边诉尽千言万语时，保证他会心甘

★　通过接吻可以增进双方的感情交流和融合

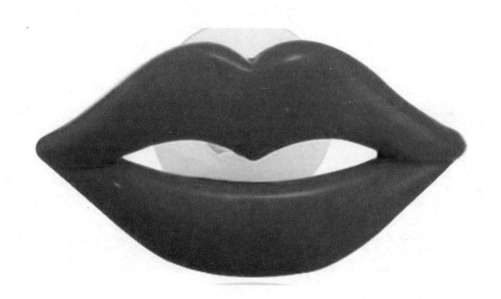

情愿地成为你的爱情俘虏。

科学家经过研究表明，双唇之吻除了可以充分地表达情感外，还有好多别的功能。科学证明经常接吻可以使人体的心脏血管活动变得稳定，不容易突发血管性疾病，并可以有效地防止高血压，也可以使胆固醇降低，还可以全面提高人体的健康水平；此外，接吻还可以起到保护牙齿的作用。

有人说，接吻可以胜过任何品牌的口香糖，因为它可以防止牙斑和龋齿。这中间的奥妙是这样的：接吻时人的口腔内能够分泌大量的唾液，而唾液中含有大量的钙和磷，能够保护牙齿免遭蛀噬，同时也可减少齿龈炎的发病概率。另外，接吻时人的唾液变成中性，可以起到预防许多牙科疾病的作用。

双唇之吻还可以美容，据科学家统计，人一次热烈的接吻需要调动30块面部肌肉，从而使人的面部肌肤变得更加平滑，使人的血液流通加快，接吻后如果擦摸护肤霜并使用面膜会起到意想不到的效果。

接吻还可以减肥，一些科学家已经声称，只要

## 知识链接

胆固醇：胆固醇又称"胆甾醇"，它广泛存在于动物体内，尤以脑及神经组织中最为丰富，在肾、脾、皮肤、肝和胆汁中含量也高。其溶解性与脂肪类似，不溶于水，易溶于乙醚、氯仿等溶剂。胆固醇是动物组织细胞所不可缺少的重要物质，它不仅参与形成细胞膜，而且是合成胆汁酸、维生素D等的原料。当其过量时便会导致高胆固醇血症，对身体产生不利的影响。现代研究已发现，动脉粥样硬化、静脉血栓形成与胆石症与高胆固醇血症有密切的相关性。

保持每天接吻 3 次，每次不少于 20 秒钟，你就可以减掉差不多半公斤的赘肉；不仅如此，接吻还可以防止压力荷尔蒙肾上腺皮质激素的形成，这种激素是造成高血压、高胆固醇、肌肉弱化和失眠的罪魁祸首。通常接吻可以有效地放松我们的神经系统，使人摆脱压力。这就是为什么那些喜欢接吻的人大都是乐天派的原因。科学家建议，每天接吻至少 3 次，可以使你 24 小时内保持浪漫愉快的心情。接吻还可以止疼。接吻越是激情四射，唾液内分泌的因多啡就越多，一次热烈的激吻可以产生和一片止痛药相当剂量的此类荷尔蒙！

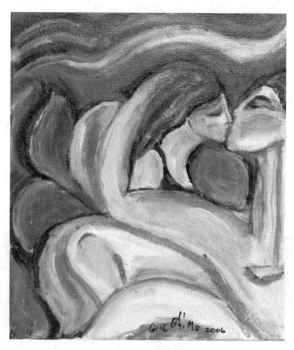

★ 接吻也要掌握正确的姿态

此外，接吻还可以分泌天然的抗生素，这些抗生素同样具有一定的麻醉功效。接吻还可以增强我们的免疫力。众所周知，我们的唾液中含有大量细菌，对所有人来说，唾液中的这些细菌 80% 是一样的，另有 20% 是每个人所独有的。当两个人接吻时，他们的唾液混合会产生各种微生物反应，这些反应就可以使人产生很多新的抗体，从而提高自身免疫力。更有意思的是，科学家们最新研究表明，当你接吻时，你的大脑会立即对你情侣的唾液进行化学分析，并对你们的遗传兼容性做出"判断"。这种判断会在一定程度上反映到你们后代的遗传密码中。

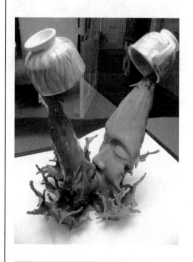

★ 一次热烈的激吻可以产生和一片止痛药相当剂量此类荷尔蒙

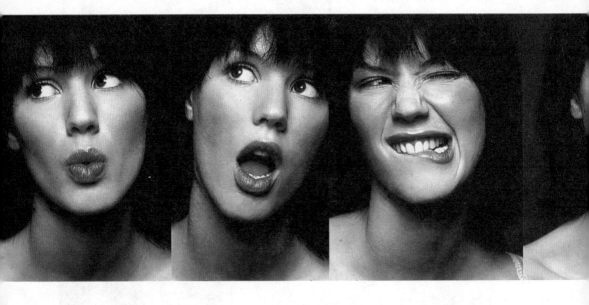

PART 4

# 第 4 章

# 表 情

我们的面部有着数千块的肌肉，这些肌肉不停地收缩，会产生丰富的转瞬即逝的面部形态，这些复杂的面部形态就是我们人类最伟大的信号系统——面部表情。

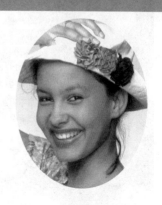

# 何来的表情? >>  HELAI DE BIAOQING

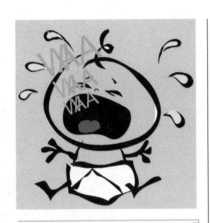

★ 啼哭是我们与生俱来的本领

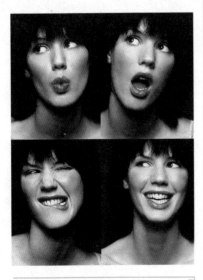

★ 丰富的面部表情

在孩提时代,我们就会用哭泣与微笑来表达我们的喜怒哀乐。婴儿在出生后,就具有了啼哭的本能,他们渴求母亲的乳汁,就会哇哇地忘情啼哭,他们尿湿了尿布,感到屁股上的不适,也会通过啼哭来吸引母亲的注意。但是,当父母拿了个叮当作响的小玩具在他眼前晃来晃去,这些小宝宝似乎就忘却了忧伤,咯咯地笑出了声,这些情感都可以通过面部表情来表达出来。

可是,这么复杂的表情,我们又是如何做出来的呢?其实,我们面部所做出的种种动作,都是由脸上的肌肉完成的。我们脸上的肌肉,可以说是各有特色。我们脸上的肌肉是地球上所有动物中脸上肌肉最多的,有四十多块。我们的肌肉使骨头和皮肤连接在了一起。它们可以使我们的脸皮活动自如,这跟背上的肌肉或者腿上的皮肤完全不同,脸上的皮肤可以根据大脑传出的信息来迅速改变自己的形状——这样,就产生了表情。

主颧肌主要掌管着我们"笑"的动作的产生。它斜穿脸颊直到嘴角,当它收缩时,将嘴角向上拉起,由此"微笑"就产生了。而皱眉肌则掌管着我们的"哭",当皱眉肌收缩时,可以使我们的眉毛收拢,眉心中间也会出现竖直的褶皱。每当我们感到高兴时,主颧肌就会忙碌地工作;而当我们心情沉闷、郁郁不乐时，皱眉肌就要忙个不停了。在我们的面部，还有很多重要的肌肉，最为忙碌的要算是额肌了，长在我们前额的额肌，就像一块儿门帘，我们很多表情（如惊讶）都要有它的参与才能完成。在额肌的下面，是眉肌，它的主要作用就是使眉毛往下拉。而最有意思的是笑肌，它的作用是当我们感到恐惧紧张时抿嘴。它的这个作用与它"笑肌"的名字，可谓是背道而驰。这几块肌肉都是纵向分布的，它们并不与骨头连接，而是通过纵向收缩来牵动脸皮。掌管眼睛开闭的是两个轮匝眼肌，一个在里，一个在外，就像是两扇大门，外面的可以使眼睛关上，如我们眯眼或者像个小孩子一样挤眉弄眼时，就是它们作用的结果。而内部的轮匝眼肌则能使眼睛轻轻地合上，我们每天不知进行多少次的眨眼，就是靠它来完成的。

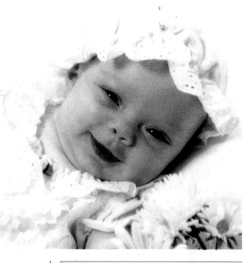

★　我们的笑是受主颧肌的控制

这些肌肉为什么可以收缩，是谁在控制它们呢？原来所有的这些肌肉，都受神经的操作。一根单独的神经（脸部神经）控制着它们。这根神经主要有三个作用：刺激眼泪和唾液分泌、将味觉输送回大脑和控制面部表情。我们所关注的，就是它的这三个作用。从脸部的中心神经桥中，分出来了很多神经枝杈，它们遍布了整个脸部。它们控制着整个脸部肌肉的收缩，在它们工作时，就创造出了我们日常生活所见到的丰富表情。

那么，我们的这种能力，是与生俱来，还是后天学来的呢？最近以色列的科学家们研究得出，一个人喜怒哀乐的丰富表情是会遗传的。研究者

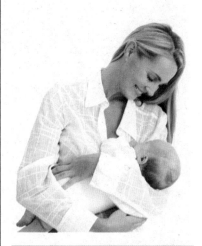

★　科学家经研究表明表情是会遗传的

通过大量的实验表明，同一家族的人，对于喜怒哀乐的表情都有相似之处，这也证实了研究物种进化的学者达尔文在 200 多年前提出的理论——表情是与生俱来的。

以色列海法大学的进化研究中心对 21 名来自不同家族的自愿者进行了实验，这些人都是天生失明的盲人，他们的 30 名亲戚也一起参与了这一实验。科学家们要他们回忆令受测者快乐、厌恶、悲伤和愤怒的事情，在他们陈述的时候记录他们的习惯性表情；并且，也要他们做一些其他的测验，有意在测验中出其不意地制造一些意外之处，借此观察他们专注、惊讶时的神情。最后科学家们惊奇地发现，即使是这些从未见过家人长什么样子的天生盲人，他们的喜怒哀乐等面部表情都和家人非常相似，尤其是对于不好的负面表情，他们之间更像。参与这项研究的一名天生眼盲的受试男性，在他出生两天

★ 就连一些与世隔绝的小岛上的居民，也在使用着和我们同样的面部表情

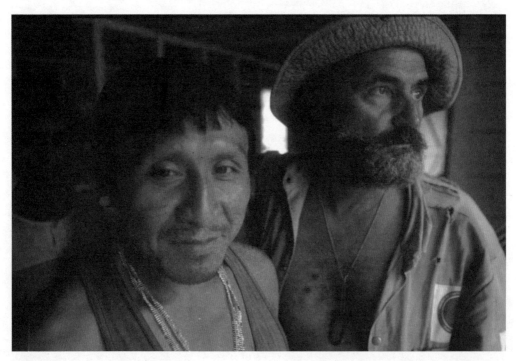

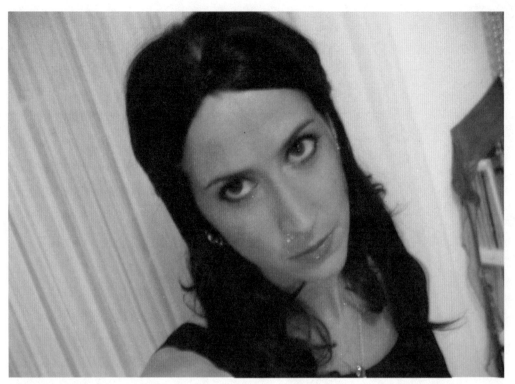

后就被母亲抛弃。但是，当这名男子18岁与生母相认时，他们都出现独一无二的家族表情特征，包括抿嘴、咀嚼动作和挑起右眉的样子等。

更让人感到惊讶的是，科学家们通过用计算机对比这些表情相似之处的方法，来找出受试者和他们的家族亲戚，识别率高达80%。科学家们经过深入研究发现，"脸部表情是家族特征，每一个人的脸上，都有着自己家族的'签名'"。事实表明，表情的确是会遗传的。

更有趣的是，脸部表情是尽人皆知的动作，世界上每个地区的人们都在运用它，而且全部大同小异，可以说表情是一种人类通用性语言，它跨越了种族、文化、民族、语言，就连一些与世隔绝的小岛上的居民，也在使用着和我们同样的面部表情。

如果说我们的表情有遗传的因素，那么，后天

★ 当我们不愉快时，面部肌肉会竖向拉长，面孔变长

的生活对表情会产生影响吗？其实，表情在很大因素上，也受人们社会交往的影响。面部表情主要由两种形式组成——笑与无表情。其他的任何面部表情都发生在笑与无表情的两极之间。它们又可以分为两大类，一类是愉快的，如喜爱、幸福、快乐、兴奋、激动；一类是不愉快的，如愤怒、恐惧、紧张、痛苦、厌弃、蔑视、惊讶。当我们愉快的时候，我们的面部肌肉会横着拉长，眉毛轻轻挑起、瞳孔放大，嘴角向上，面孔显短，所谓"眉毛胡子笑成一堆"；当我们不愉快时，面部肌肉会竖向拉长，面孔显长，所谓"拉得像个马脸"。无表情的面孔，平视，脸部肌肉自然放松。无表情的面孔最令人窒息，它将一切感情隐藏起来，叫人不可捉摸，显得深不可测。而实际上它往往比露骨的愤怒或厌恶更能深刻地传达出拒绝的信息。

我们常用的面部表情很多：点头表示同意，摇头表示否定，昂首表示骄傲，低头表示屈服，垂头表示沮丧，鼻孔朝人表示高兴，鼻孔张大表示愤怒，咬唇表示坚决，撇嘴表示藐视，咬牙切齿表示愤怒，目瞪口呆表示惊讶，神色飞扬表示得意等。

我们的这些表情信号，在幼年时期就已经出现了，并且有着一定的时间顺序。人们一生下来就会微笑和惊讶，到了三个月后会出现痛苦和悲伤的表情。而愤怒的表情是在三到七个月出现，恐惧的表情是在五到九个月出现。这些表情都不是后天学来的，因为正如前面以色列科学家们的实验一样，先天性的盲人、聋哑人甚至肢体畸形的人都会有这些表情。

在这些表情符号中，微笑是社交最为重要的通行证。它向对方表明自己没有敌意，并可进一步表示欢迎和友善。因此微笑如春风，使人感到温暖、亲切和愉快，它能给谈话带来融洽平和的气氛。它能有效地缩短与他人的距离，给对方留下美好的心理感受，从而形成融洽的交往氛围。

微笑在人际交往中有着润滑剂一样的作用，是广交朋友、化解矛盾的有效手段。美国希尔顿旅馆总公司董事长康纳·希尔顿 50 多年里，不断地到他设在世界各国的希尔顿旅馆视察，视察中他经常问下级的一句话是："你今天对客人微笑了没有？"

微笑是世界上最容易辨别真伪的一种表情，如果不是发自内心，而是强颜欢笑，可以被人一眼看穿，因为真诚的微笑是内心情感的写照。真诚的微笑，是发自内心的、自然大方的，它要由眼神、眉毛、嘴巴、表情等方面动作协调来完成。而虚假的笑，无论如何掩饰，也可以被细心的人看出破绽。

其次，目光的表情也是极为丰富、极为微妙的，眼睛本来就有"心灵的窗户"之称，我们心灵深处的奥秘都会自觉不自觉地从眼神中流露出来。印度诗人泰戈尔就曾经说过："一旦学会了眼睛的语言，表情的变化将是无穷无尽的。"我们对于眼睛表情的运用，在不同场合与不同情况，应有所不同。

当我们见到别人时，不论这个人是熟人还是陌生人，不论是偶然见面，还是约定见面，首先一定要眼睛大睁，以闪烁光芒的目光正视对方片刻，面带微笑，显示出喜悦、热情的心情。对初见面的人，还应头部微微一点，表示出尊敬和礼貌。

脸上的表情，在我们进行社交活动时，是非常重要的，我们的面孔就像是一个蕴藏着无限内容的符号系统，任何一块肌肉的动作，都会向外界传递一定的信息，正因为有了这些变幻无穷的表情，才使得我们的面孔如此生动美丽。

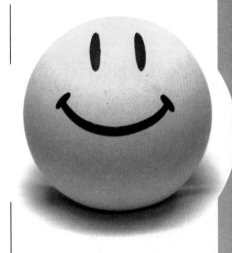

★ 微笑是社交最为重要的通行证

★ 眼睛是我们心灵的窗户

# 蒙娜丽莎的笑 >>  MENGNALISHA DE XIAO

自《蒙娜丽莎》问世 500 多年的岁月里，有关《蒙娜丽莎》神秘的微笑，人们一直众说纷纭，但却莫衷一是。不同时代的观赏者对《蒙娜丽莎》的微笑有着不同的看法，同一时代的不同观赏者对《蒙娜丽莎》的微笑也有着不同的看法，甚至同一个观赏者在不同的时间去看《蒙娜丽莎》的微笑，也会有不同的看法，观赏者们有时觉得她笑得舒畅温柔，有时又觉得她非常严肃，有时觉得她是略含哀伤，有时觉得她正在讥嘲和揶揄观赏者……蒙娜丽莎的

★ 蒙娜丽莎有着神秘的微笑

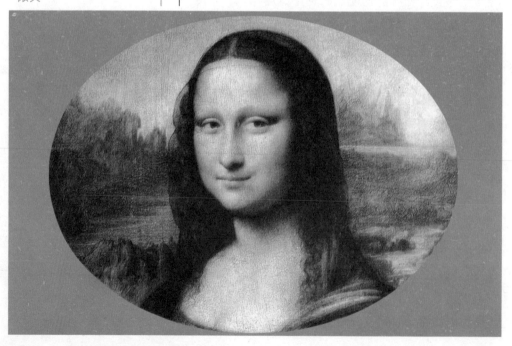

脸上，微暗的阴影若隐若现，为她的双眼与唇部披上了一层神秘的面纱。而主要表现人的笑容的眼角和嘴角，却更是若隐若现，没有明确的界线，因此这令人捉摸不定的"神秘的微笑"产生了。

Mona 在意大利语里是对"夫人"的简称和尊称，如果要是直译过来，《蒙娜丽莎》应该译为《丽莎夫人》。人们根据各种记载大致可以确定，画中的这个贵妇人，是佛罗伦萨银行家弗朗西斯科·杰列·乔贡多的妻子丽莎夫人。她出生于 1479 年，达·芬奇为她画像时间是 1503 年，这时大致是她 24~27 岁的时候。据说，当时达·芬奇为了让蒙娜丽莎微笑，可是费了一番周折，他先是给她讲精彩、愉快的故事，又请琴师和艺人为她表演，以让这位神态矜持、表情淡漠的少妇能保持住非常珍贵的微笑。当蒙娜丽莎女士坐定后，把一只手放在另一只手上。达·芬奇注意到蒙娜丽莎裸露的颈项和丰腴的双手被金银珠宝所占有，就对她说："如果夫人不反对的话，我想描绘不加任何装饰的颈项和手臂，这是属于您最纯真的美丽。"于是，蒙娜丽莎摘下了所有首饰，这才使后人看到的是一位毫无修饰、情趣天然的美丽少妇。

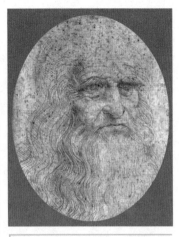

★　达·芬奇自画像，曾经有种说法说蒙娜丽莎就是达·芬奇本人

画中的蒙娜丽莎的微笑，不仅显示出她的温雅、高尚和愉快，也显示出对新世界和新生活的欢欣和向往。在她的脸上没有丝毫的怀疑和恐惧，更没有中世纪画家笔下人物的呆板、僵冷和对世界充满恐惧的表情。蒙娜丽莎的面孔充满着青春和活力。蒙娜丽莎的微笑，使这一人物形象具有了无限深广的意境。

可是，后人对画中人的微笑却有着非常多的争议。无数的人对蒙娜丽莎神秘的微笑有过解释。有

人认为蒙娜丽莎微笑不露皓齿是因画中模特虽典雅美丽却牙齿不齐；有人认为原型因爱女刚刚夭折，整天忧郁寡欢，脸上有一种说不出的凄楚之态；更有甚者，把蒙娜丽莎从贵妇宝座上生硬地拽了下来，把她贬为妓女，所以才会在微笑中带着轻蔑的讥嘲和揶揄。

这些只不过是众多说法中的冰山一角，还有比如：美国马里兰州的约瑟夫·鲍考夫斯基博士认为："蒙娜丽莎从来就没有笑。她的面部表情很典型地说明她想掩饰自己的门牙是没有的这一生理缺陷。"法国的一位脑外科专家让·雅克·孔代特博士认为蒙娜丽莎原型肯定是刚得过一次中风，因为她半个脸的肌肉是松弛的，脸歪着所以才显得是在微笑。英国医生肯尼思·基友博士更是相信蒙娜丽莎怀孕了！他之所以这样说的依据是，她的脸上流露出满意的表情，皮肤鲜嫩，双手交叉着放在腹部。这些都是怀孕者的明显特征。最为滑稽的说法是，蒙娜丽莎如此神秘的表情，和吃了巧克力后的表情一样，显得很陶醉，这是因为人们在吃完巧克力后会在体内产生一种欢愉激素。这种说法的确很滑稽，因为在达·芬奇作画的年代，还没有巧克力呢。

到了现代，人们的解释更加五花八门，有人更是试图通过高科技手段来解释《蒙娜丽莎》嘴角那神秘的微笑。2005 年，荷兰阿姆斯特丹大学的科学家与美国伊利诺伊州大学的科学家联合开发了一种"情绪识别"软件系统。这个系统能通过分析面部

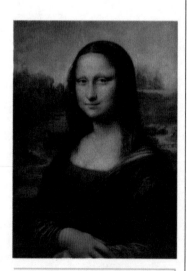

★ 有谁能够揭开蒙娜丽莎脸上神秘的面纱呢

表情特征，来评估一个人的情绪，如眼部周围的皱纹、嘴唇的弯曲度等，然后可以分别算出喜悦、悲伤、恐惧、愤怒、惊讶、厌恶这六种情绪在脸上所占的比例。科学家们用这个系统来评测《蒙娜丽莎》，结果发现，在蒙娜丽莎的面部表情里，包含着83%的喜悦，9%的厌烦，6%的恐惧和2%的愤怒。如果这一研究成果是可靠的，究竟是什么情景竟然同时勾起了"蒙娜丽莎"的四种情绪呢？恐怕这只有当时的当事人可以说清楚。

美国哈佛医学院的著名神经生物学家玛格丽特·利文斯通认为，蒙娜丽莎微笑之所以变化多端，时隐时现，是我们的眼睛运动的结果。按照她的分析，我们人类的眼睛是通过两个不同的区域来观察世界的。一个区域是中心区，被称为视网膜的中央小窝，它可以让人们看到五颜六色的色彩，辨认出印刷符号，分清事物的细节；另一个区域是外围区，它分布在中央小窝的四周，它可以让我们区别黑白、捕捉运动轨迹、分辨阴影区域。

当人们观察别人时，常常注视对方的眼睛。在欣赏《蒙娜丽莎》这幅画时，同样如此，我们首先注意的也是蒙娜丽莎的眼睛。当观察者眼睛的中心区在蒙娜丽莎的眼睛上时，"外围区"视线就自然会落在她的嘴上。由于外围视区的观察有分辨物体阴影的特点，因此它会很快地注意到蒙娜丽莎颧骨的阴影部位，这些阴影又恰恰使人们感觉到她笑容的存在。但是，当我们直接观察蒙娜丽莎的嘴时，人眼的中心

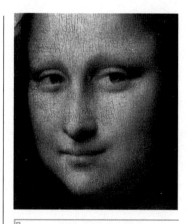

★ 我们永远无法从她的嘴上看到真正的笑意

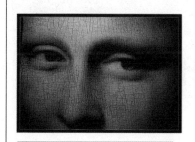

★ 放大后的《蒙娜丽莎》画像（局部）

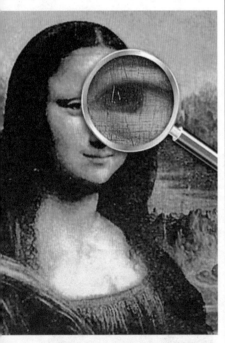

★ 放大后的《蒙娜丽莎》画像
（局部）

区又不会注意到阴影，所以我们永远无法从她的嘴上看到真正的笑意。据此，利文斯通得出了这一结论：蒙娜丽莎的笑容时现时隐，完全是因为欣赏者的视线在她脸上游动而产生的效果。

美国三藩市的史密斯凯特威尔眼科研究中心的研究得出这样的结论：人类视觉讯号的干扰可改变他们对《蒙娜丽莎》面部表情的判断，所以会出现不同人对蒙娜丽莎的微笑有着如此迥异的看法。此中心的研究专家指出，传送到我们眼睛的讯号，都有着很多来自外部环境的"噪音"，它们似乎会改变我们看到的影像，照射到视网膜的光子数目时刻有不同的变化，这有时会对我们所看到的视觉图案造成误导性的干扰，效果跟电视受到干扰相似，让我们看到的面部和对象的轮廓模糊不清，出现视觉上的"雪花"。而蒙娜丽莎的面部表情，恰恰可以产生大量的"干扰波"。

还有一个一直困扰着人们的问题，我们现在看到的《蒙娜丽莎》中的女人，是没有眉毛的。是画中人的原型就没有眉毛，还是达·芬奇故意没有画上，或是因为年代久远，以前画好的眉毛脱落了呢？人们围绕着这个问题，也展开过大量的争论，几乎哪种观点都有支持者，可是谁也没能拿出一个可靠的证据。在2007年，法国的一名工程师宣称自己已经解开了这个谜。这位法国工程师叫帕斯卡尔·科特，他利用自己设计的高清晰数码相机为《蒙娜丽莎》拍照，后经过研究得出结论：达·芬奇画上的蒙娜丽莎应该有眉毛和睫毛。科特利用自制的相机为《蒙娜丽莎》拍摄了一幅超高清晰度照片。这部相机利用包括紫外线和红外线在内的各种技术手段，拍出了一张2.4亿像素的照片！这张照片上蒙娜丽莎的面部大小是原画上的24倍之多。在这张照片上，科特惊喜地发现，在蒙娜丽莎消失的左眉位置上有一根轻轻的眉毛的油墨迹。

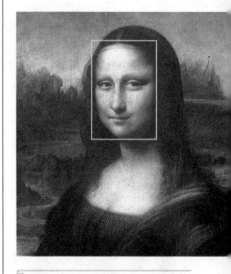

这真是一个了不起的发现，一直被人们认为没有眉毛的蒙娜丽莎，竟然以前有眉毛。但如果蒙娜丽莎最初有睫毛和眉毛，那么为什么人们今天所看到的画像上，却没有了呢？对此，科特的猜测是：可能因为《蒙娜丽莎》创作的年头是五百多年前，经过这么多年的时间，会出现颜料褪色或有人在清洁画作表面时不小心将蒙娜丽莎的眉毛和睫毛擦掉的可能。

★ 人们正试图寻找藏在《蒙娜丽莎》中的美丽密码

美国的一些科学家还通过对《蒙娜丽莎》的研究，"找出了"文艺复兴时期的画家或雕塑家，在进行创作时自觉不自觉地沿用一套"美丽密码"，其中包括脸的宽度必须是鼻宽的4倍，前额的宽度、鼻子的长度以及下颌骨长度必须都相等，研究人员吃惊地发现，"美丽密码"中有很多都与现代人的审美标准奇迹般地吻合。只有"鼻子与嘴的比例"的观点与我们现代稍有出入。小巧精致的嘴型是文艺复兴时期的审美标准，嘴的宽度是鼻宽的1.5倍被认为最完美。而我们现代人普遍认为嘴宽与鼻宽的比例达到1.6:1的比例时，人看上去更美。

# 论 笑 >> |

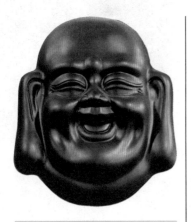

★ 笑是人类与他人交流的最古老的方式之一

笑是人类交流的主要方式之一，也是我们面部表情中最常出现的一种表情。笑也往往被看做是人类幽默感的体现。

在我们还处在婴儿期的时候，就会冲着父母吃吃地笑，提醒父母时常地想到我们、关心我们。在我们四个月大时，还没有学会说第一句话之前，我们的喉咙就已经能发出笑声。就算是耳聋或者失明的婴儿也是一样。甚至在我们学会说话前，我们的祖先们，就已经会用笑声互相交流了。以前有很多研究笑的科学家，他们一般把笑与幽默联系在一起。

而最新的科研结论表明，笑，还有另外更重要的作用——传递信息！全世界仅有的专门研究人类笑声的6名科学家之一的心理学家约安娜·巴霍洛夫斯基，就很支持这一说法。她向人们展示了一个实验中的一段录像：开始一个女人在笑。这个女

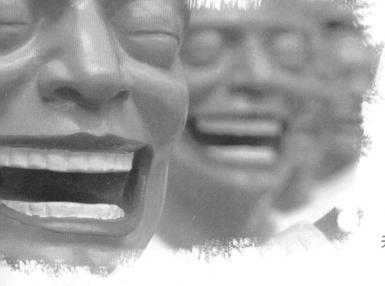

人一开始笑的时候就像是在咳嗽。接下来她有节奏地把音高提高，一直到接近鸟叫那样的高音。在 20 毫秒的时间里，她把音高提高到了惊人的 1000 赫兹——这要比她正常说话的声音频率高了大概 10 倍。约安娜·巴霍洛夫斯基这时说："这正是能让人感觉舒服的笑。"她又指向电视屏幕，下一部分的实验都是针对男人："'她对我感兴趣'，一个听到这个声音的男人笑着说。这样的笑声很容易让我'想入非非了'。"

当人独处的时候，我们的喉部很少颤抖，也就是说我们很少一个人时笑。吃吃地笑、轻轻地笑和尖声笑等无论是哪一种笑，只有在和其他人共处的

### 知识链接

赫兹：是国际单位制中频率的单位，它是每秒的周期性变动重复次数的计量。赫兹的名字来自于德国物理学家海因里希·鲁道夫·赫兹。其符号是 Hz。

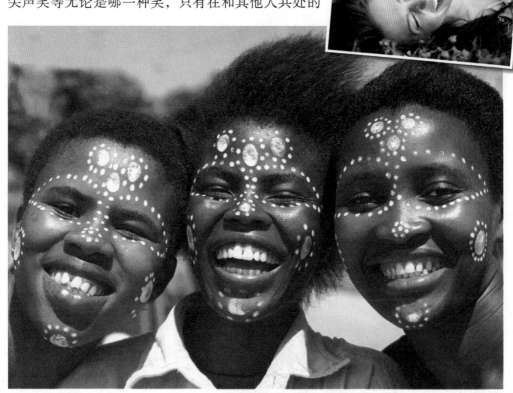

★ 巴霍洛夫斯基认为，女人比男人更"擅长"笑

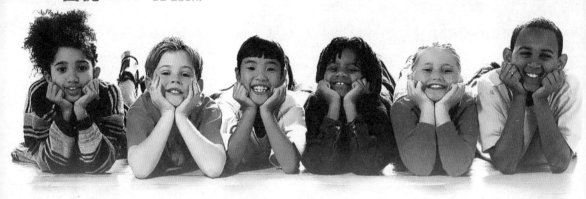

时候才会发生。发笑的人常常突然中断谈话进行笑的动作，等笑之后才继续交谈。而发笑的人自己很少注意到这点。很显然，我们在随时寻找笑的机会。

巴霍洛夫斯基说通过研究还发现，女人比男人更"擅长"笑。当男人发出低沉的笑声时，频率达到43赫兹，而女人尖锐的笑声能高达2083赫兹。此外，女人的笑声也更加动听，而男人大多数时候只能像喘息一样的笑。造成这种区别的原因，目前的研究还没有结论。

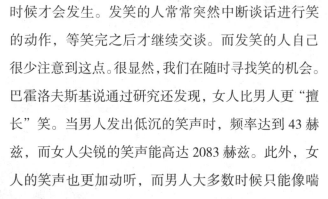

★ 巴霍洛夫斯基实验表明，男人笑的技巧，始终停留在比较低级的阶段

巴霍洛夫斯基还做过一个这样的实验：她让不同性别的人坐在一起，每一个实验参与者都必须用铅笔为其他人画一个草图。她发现：男人们在没有异性在场时，笑的次数会多一些，而女人们则是和男人在一起时，笑的次数更多。

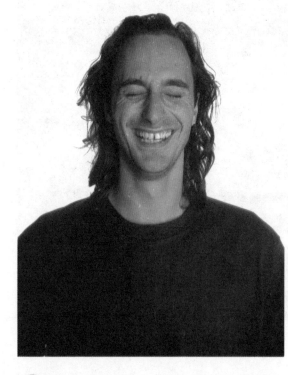

笑的本质是使人精神舒畅、愉悦。我们的笑也可以分为多种，当呱呱坠地的婴儿现出灿烂的笑容时，那是纯洁的。随着岁月的流逝笑声会

变得越来越复杂，在不同的场合会
出现不同的含义。有无奈的笑，有
开怀的笑，有口蜜腹剑、阿谀奉承
的皮笑肉不笑；也有欢乐、会心的
笑，辛辣、激愤的笑；当然也有微笑、
娇笑、长笑、傻笑、憨笑、谄笑、冷笑、
暗笑、狞笑等。总之，笑的形式可
谓多种多样，笑的内容丰富多彩！
笑是一件大好事，它可以把一切苦
恼忧愁在笑容中融入欢乐的海洋。

　　在这所有的笑里面，人们最为
常用的要说是微笑了。可以说，微
笑是人类最美丽的表情。微笑代表
了很多的内容。毫不夸张地说，微
笑能表达上千种不同的含义。而且，微笑也是最为
容易辨认的表情，假如几个含有不同表情的人同时
从远处向你走来的话，那么你首先可以辨认出的表
情，一定是面带微笑者的。微笑代表了自信。一个
人在面对任何困境时，要是都能微笑面对的话，那
他一定是一个生活的强者。微笑还能传染一种气氛。
当你总是微笑对人时，你会惊奇地发现，你周围的
人可能都在冲着他人微笑。有科学家说，微笑的表情，
不管是真心的，还是假意的，都可以刺激人体，让
人体产生一种让人兴奋的激素。这个结论可以告诉
我们，当我们情绪低落的时候，试着去做微笑的表情，
是真的可以让自己高兴的。

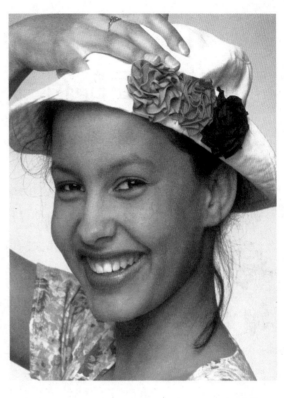

★　微笑是人类最美丽的
表情

# 神奇的面部符号 >>

SHENQI DE MIANBU FUHAO

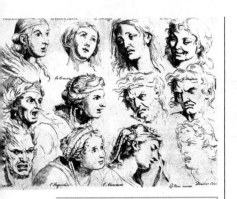

★ 为什么人类的表情如此丰富呢

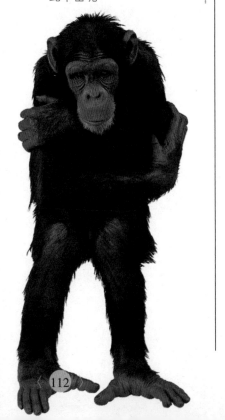

我们的面孔通过数千块肌肉的收缩变化，每天都在向外界传送着转瞬即逝的信息，从而产生了人类最伟大的信号符号系统——面部表情。很多人都会有这样的疑问：为什么人类的表情如此丰富呢？我们人类的近亲们，它们大多也有一些简单的面部表情，但是却远远没有人类的丰富。而且不同的物种表情的丰富度也是不同的。科学家们研究发现，黑猩猩表情丰富，而大猩猩表情却相对麻木，这到底是为什么呢？很多科学家根据研究得出结论——他们的社会需要不同。

社会性越强的种族，他们的表情越丰富。由此可以得出，表情在很大程度上，是为了社会交流的需要。黑猩猩的种群规模比较大，而且群体结构松散，流动性大。小群黑猩猩会不断结合在一起，再分开，然后再重新结合。因为它们不是始终在一起，所以信息交流尤为重要。相反，大猩猩的种群结构非常固定，而且实行"一夫多妻"。除非死亡，一只成年雄性大猩猩会和几只雌性大猩猩相守终生。因此，不同的社会结构对面部表情的表达，提出了不同的要求。如果把这种逻辑用在人身上，那么我们的脸

可以表达出如此之多的表情，就是因为社会交往非
常频繁的需要。

虽然最近科学成果表明，人类的表情在很大程
度上和遗传有关系，面部表情的交流在我们出生后
几小时就开始了，而且不论文化、种族和人种的背
景如何，婴儿最初的表情都极为相似。从世界各地
婴儿的脸上，你都能看到同样的表情。但是，表情
的确也是一种社会性的产物。喜、怒、哀、惧等面
部表情，也明显地受社会文化条件的影响，具有后
天习得的性质。

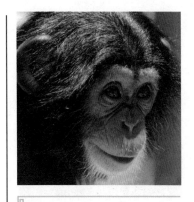

★　黑猩猩有着较为丰富的
表情

我们人类能实现上万种面部表情。我们快乐时
就会微笑，痛苦时就会愁眉苦脸，前面我们已经知
道，这是中枢神经通过控制肌肉的收缩才得以完成
的，可是关键在于，我们为什么要做出这些表情呢？
我们是想让别人做出某种回应吗？如果仔细想想，
你会发现面部表情的作用有两方面：首先，表达内
心的情绪；其次，这种表达的结果，让我们获得了
一种手段，能对别人的行动施加影响，来得到他人
的某种回应。

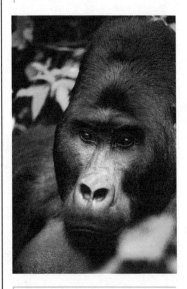

★　大猩猩的面部表情就相
对较少

如果面部表情能够影响别人，我们就要控制复
杂的面部表情。一些科学家通过研究发现，这种现
象在灵长目动物中广泛存在。在有些灵长目动物
中，当首领走近地位较低的成员时，后者脸上
会出现一种恐怖的表情，嘴唇像笑的时候
那样往回收，一副诚惶诚恐的样
子。但如果他发现首领距

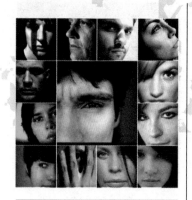

★ 我们人类为什么要做出如此多的表情呢

离自己还远，你会发现它只是稍微咧一下嘴，嘴唇稍微回缩一下。当首领走到身边后，它又会表现得毕恭毕敬了。表情伪装是灵长目动物常用的伎俩。我们人类更是如此。

为了能正确地识别表情，我们必须学会区分下意识的表情和掩饰性的表情，因为大多数人都会把它们混淆起来。掩饰性的表情又可以叫做虚假的表情，这种表情的目的就是要误导你。人们通常在说谎的时候，眨眼的时间要比正常情况时长，好像不愿看到正在发生的一切。人的脸能传达数量惊人的信息。它能表示惊讶、流露喜悦、展示内心最深处的感受。如果有一天，我们失去了这项功能，生活将变得非常困难。

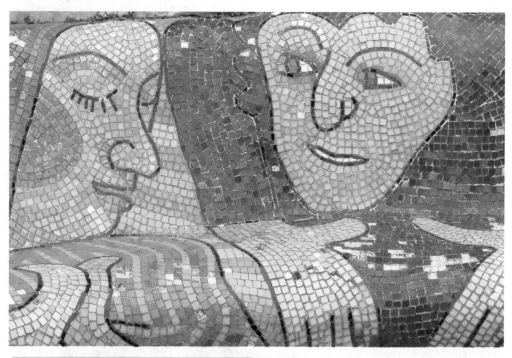

★ 我们的面部表情是个人心理活动的体现

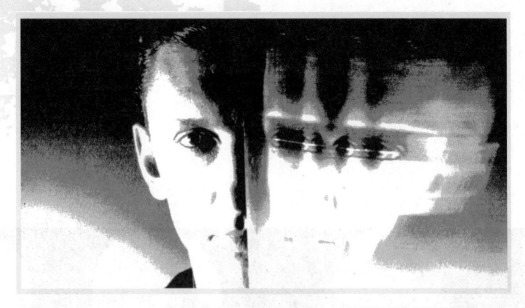

有一种罕见的莫比斯综合征，这个病的症状就是脸部肌肉僵死，控制面部肌肉运动的神经没能很好发育。得了这种病症的人，无法用表情来传达内心情感，很多人因此不知该如何同他交往。

英国有一位小女孩患上了这种病症，在她将要去学校之前，做了面部手术，手术的内容当然不是去美容，而是从大腿移植一块肌肉到面部，这样6个月后，她就能够将嘴角上扬了，这就意味着她能够笑了。看着她虽然不是很完美，但是却是发自内心的微笑。如果她没有做手术的话，假设她到了学校，其他的小朋友会因为她一直面无表情而认为她是弱智儿童，或者在应该表现出来一些表情的时候，没有能够回应所对应的表情，因此受欺负，误解将时而出现。在一个被各种表情控制的世界里，不能表达感情，你注定要承受孤独。

★　想象一下，如果我们每个人的脸都没有了表情，那将是多么可怕的一件事

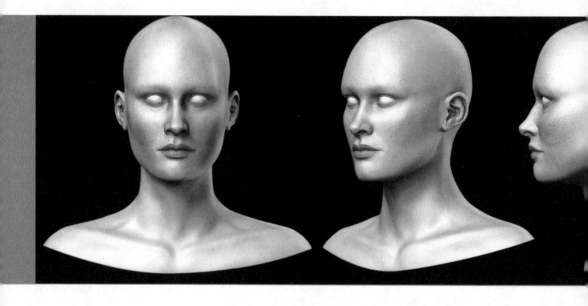

PART5

# 第 5 章
# 美脸与换脸

当你翻开杂志，打开电视，浏览网页……你可以看到大量的美女图片或画面，认识的、不认识的，成熟的、年少的，这些都足以让人赏心悦目，流连忘返。在常换常新的时尚界，哪张脸庞会成为时尚新宠呢？一个科学家花费20多年致力于研究人脸的模式，旨在得到所谓的美女脸庞的各种特征，从而从认知角度给普通人的审美观一个科学的解释。

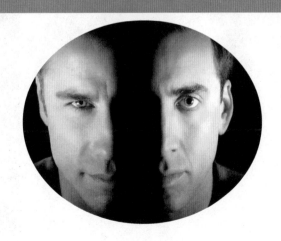

# 时尚的"美脸">>

SHISHANG DE MEILIAN

　　美脸，顾名思义，就是美丽的脸。那么什么样的脸才是美丽的呢？在不同的历史阶段，美脸有着不同的标准。正可谓每个时代都有每个时代的"时尚脸"。"时尚脸"更是由于地域、民族等不同而产生很大的差异。在远古的母系氏族社会时期，女子以粗壮结实为美，所以女子那种脸部宽大结实的脸，被认为最美的。而男子则要有满脸胡须，强壮凶猛的面相，才算是美的。到了夏、商、周以及春秋战国时期，

★　这也许就是原始人眼中的"靓男美女"

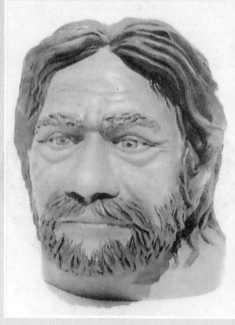

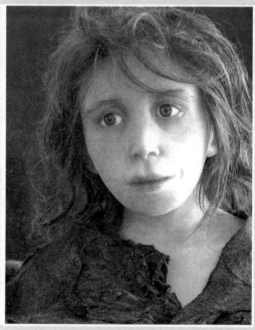

男人们开始完全统治了"审美权利"，他们开始崇尚女性面部形象柔弱细腻，并提倡"柔弱顺从"，士大夫阶层盛行"精致细腻"的审美意识，那些小巧精致的脸被视为极美。

再往后到两汉乃至南北朝时期，人们更主张内外兼修，人们开始重视脸部饰品的追求，对美貌的欣赏也逐渐走入玄学化，对于脸的审美达到了至今尤不可及的哲学高度，如曹植《洛神赋》中描写的美人浓密如云的发鬓、修长的细眉、明亮的丹唇、洁白的牙齿、晶亮动人的眼眸、美丽的酒窝儿、漂亮的双颊。她姿态奇美，明艳高雅，仪容安静，体态娴淑，情态、穿着、骨骼、相貌都很美，再加上美玉做的耳环、黄金和翠玉做的首饰，真是一副美脸。

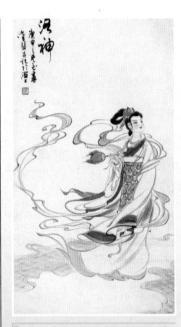
★ 美女洛神

到隋唐时期，人们崇尚雍容富态，健康自然。对于脸的追求多倾向额宽，脸圆，眉毛细长，流行画浓晕蛾翅眉，高而上扬的眉形，并经常梳理高耸的发鬓，尽显唐朝的雍容华贵。而到宋元明清时期，审美风格为之一变，美脸突然从华丽开放走向清雅内敛，后逐渐向更为消瘦的脸型靠拢，而男性更喜爱清瘦秀气的脸庞。

而从清末到近现代，整个社会把从"林黛玉"这个"病人脸"作为美脸的标准，转移到了西方的性感美女。

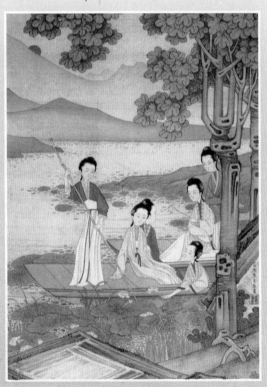
★ 清代的美女

美随着时代、文化的变化，会有不同的标准，正如英国诗人科里所说，"美，你那狂野怪诞的无尾猿，在每一个国家都改变你的形状！"

其实，每个时代对美脸的定义，都是随着时间而变更，美脸并没有一定标准。如今，在这个个性张扬的时代，真是没有人能够给"美脸"找到一个合适的标准。但是，即便没有这个标准，我们还是能够大体上看出，哪张脸是美的，哪张脸是丑的。这真是个复杂的问题，也许那些美学大师们也很难说清楚其中的缘由。在我们的这个社会中，对于脸的评判，难道真的有一个潜在的标准吗？

正如很多人所说："单纯的外表美丽是肤浅的。"但这种说法并不是完全正确的。亚里士多德曾经就

★ 对于脸的评判，真的有一个潜在的标准吗

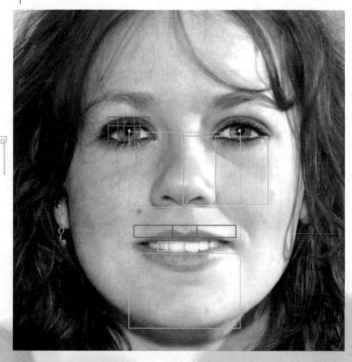

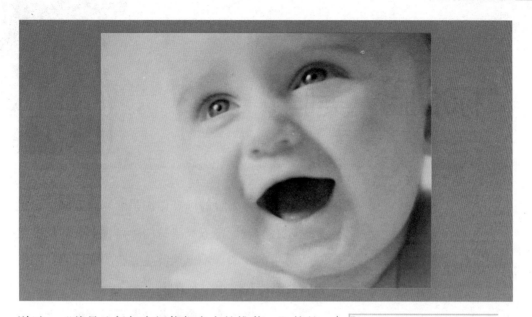

说过："美是比任何介绍信都有力的推荐。"他的确是对的。然而也有很多的事实证明：内在的美才是本质的美，才是永恒的美。外在的美是天生的、也是表象的、短暂的。它会随着年龄的增长而褪色。所以，我们拥有外表美的人要不断修养好内在的人格和素养，做到表里如一的美。没有拥有天生丽质美的人，应该学会如何打扮自己和更加注重内在美的塑造，这样可以补充我们外在美的缺失。

我们想象一个外表美丽的人却满嘴粗言，举止野蛮，对人不讲诚信，甚至偷盗、杀人，这还叫美吗？所以，没有拥有外表美，但心灵美的人一样能够得到人们的欢迎和崇敬。

★ 漂亮的宝宝会迎来更多人的目光。

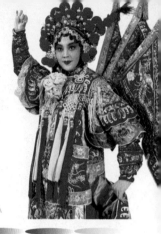

# "标准脸"美吗？ >>

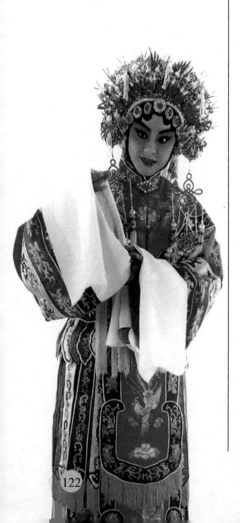

　　有人说，人脸的标准比例是"三庭五眼"，也就是左右的宽度是五只眼睛的距离，上下的长度是三个鼻子的距离。难道这就是美脸的标准吗？网络上曾经流传着这样一个消息：

　　《中国美》粉皮书中发布的中国美女标准，罗列出了眉、目、鼻、口等器官的标准美及其相关代表人物，本版以此为依据制作出了《中国标准美女》模拟图。

　　北京展览馆开幕的 2006 年第五届中国国际美容时尚周上，一本命名为《中国美》的粉皮书正式诞生，因为该书是我国美容界首次界定中国美女的标准条文，因此被称为"首个中国美女标准"。

　　从《中国美》中可以看到，这本粉皮书按照脸、眼、眉、鼻、唇、齿、耳、发、胸、腰、臀、颈、肩、臂、手、腿、足、肤等人体部位，分 18 个章节诠释了中国美女的标准。

　　这真的能成为美脸的标准吗？我们再看看韩国的标准：韩国高丽大学安岩医院整形外科教授李承哲把掀起韩流热风的 19 位美女代表脸谱用电脑技术进行了合成分析，正面脸谱用金泰熙、金喜善、朴韩别、孙艺珍、宋慧乔、沈银河、李英爱、全智贤、韩佳仁、黄新蕙等 10 名代表韩国美女的脸谱进行合成，侧面则用金贤珠、成宥利、孙泰英、宋允儿、李孝利、全度妍、钱忍和、蔡琳、崔智友、金泰熙、金喜善、宋慧乔、韩佳仁等 13 名美女脸谱进行合成。结果发现，合成后的美女脸是眼睛比一般女性较大，鼻梁较挺，上嘴唇较薄。鼻子下面到下巴间间距较短，两腮稍微细长。其他方面脸型的整体构造比例也与一般女性大不相同。

而德国心理学家布劳恩和格林德尔等人，按照人类面孔的黄金分割比例以及多数人的审美标准，利用电脑合成了"完美人脸"。

他们首先拍摄了 96 名年龄在 17~29 岁志愿者的照片，其中 8 人是模特。随后，500 多名不同年龄、不同阶层的人士按研究者给出的 7 个等级，对上述照片进行打分，第一级为最丑陋，第七级为最漂亮。试验分 7 个阶段进行。每次除原有照片外，心理学家们还增加了他们通过电脑移花接木后制成的新照片。他们将最美丽照片中最美丽的特点集中在了一起。

布劳恩和格林德尔等心理学家，还对其面部比例和肤色、肤质等进行了改变。在处理女性照片时，他们引入了孩童的特征，成年女性的面部被赋予了某些孩子气：头部略大、额头略微凸出、其他五官略往下移、鼻子短小、眼睛又大又圆。研究发现，类似孩子的面部比例能令成年女性更有魅力。仅有

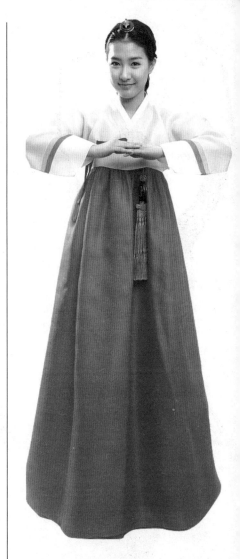

★ 韩国美女标准脸

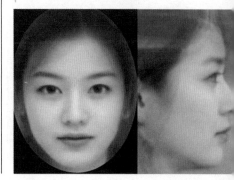

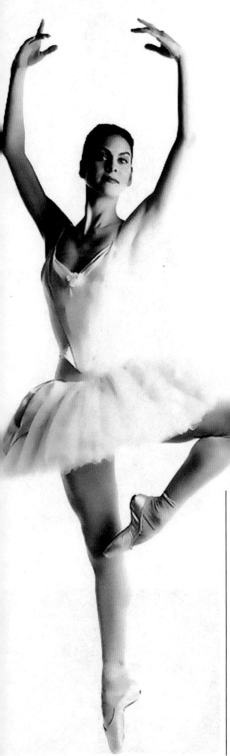

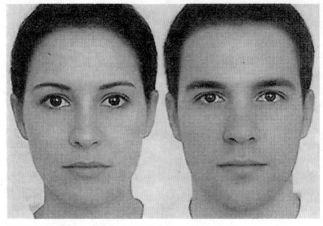

★　欧洲标准脸

9.5% 的人对此持有异议。大多数人则认为，加入了 10%~50% 孩子气的女性面孔更招人喜欢，也就是说更有"魅力"。

成熟优雅与童真稚气相结合，这样的女性往往更具风韵。这是有心理学方面的原因的。男人在潜意识中更喜欢年轻女子，因为她们的青春岁月更长、更适宜生育，能够孕育出继承父亲优良基因的下一代。而成熟风韵则意味着她们已经长大，不再是懵懂的孩子，能够与男性一样承担责任。

心理学家总结出了美丽面容的必要条件。对于女性而言，这便是麦色或是黝黑的光洁皮肤、狭长的脸型、丰满性感的嘴唇、两眼间距要大、深色的浓密睫毛、细而黑的眉毛、高颧骨、小鼻子。男子的标准同样如此，只需要加上坚毅的下巴。

然而，若是要把这么众多的优点都集中在一个人的脸上是不可能的。女性通常难以具备大家所青睐的如锦缎般柔滑的肌肤，而这一点恰是美貌评判中不可或缺的条件。此外，要求成熟女性同时兼具14 岁少女的面部特点，这也不现实。此类女子绝非凡尘人物。在现实生活中，任何活色生香的美丽女子，面对电脑合成的完美形象，都要甘拜下风。以本次试验为例，众人投票选出的前 16 名中，只有 3 人是活生生的人，其他都是电脑合成的，前 6 名更全是虚拟人物。96 名志愿者中，79% 的男士和 70% 的女士被投票者认为是不可爱甚至是可怕的！

　　研究者惊奇地发现，人们对自己及周围人士的容貌评判标准日益苛刻。媒体对此负有不可推卸的责任。在街道上，很难看到绝色倾城的女子和迷倒众生的男子。但在杂志封面、电视和网络上出现的，是一张张完美无瑕的脸。经过数小时精心化妆后姗姗走出的影星、被电脑抹去面部瑕疵和身体赘肉的模特玉照、被特殊灯光效果烘托得美轮美奂的广告片主角……我们难免会将周遭的普通人与他们相比。随着科技的发展，我们现代人的审美标准也是越来越苛刻，很容易对美过于苛求，从而沦为完美主义的牺牲品。

★　我们对于美脸的标准非常苛刻，完美就是真正的美吗

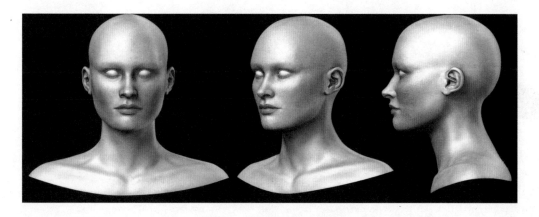

# 挑战完美 >>

TIAOZHAN WANMEI

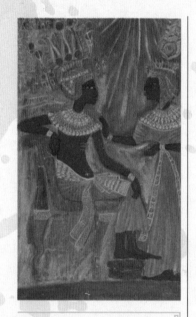

★ 古埃及人为了使自己的眼睛更为漂亮，就会在眼睛上涂眼影

在我们这个世界上，可以说没有什么东西是完美的，我们的脸更不例外。但是在现实生活中，有很多人对自己的脸庞却是非常的苛刻，不允许有任何的瑕疵，她（他）们不惜花费重金去整容，使自己的脸变得完美。这并不是什么现代人的专利，人们对于美脸的追求，自古有之。

考古学家已经发现，在公元前 4 000 年的古埃及，就有了专业的美容院。公元前 6 000 年，就有了美容用品。古埃及人为了使自己的眼睛更为漂亮，就在眼睛上涂上绿色的眼影，还在上面洒上甲虫壳研碎的可以闪亮的物质。图坦卡蒙的金字塔里面，就有多瓶的化妆品和美容霜作为陪葬品，让墓主可以在来世使用。

希腊妇女在宗教仪式上大量地使用香水，她们也用化妆品来增进美观和遮掩瑕疵，例如用白铅粉搽脸，用朱砂涂双颊和嘴唇，并用埃及人惯用的木炭来加黑眉毛。

古罗马人也喜欢化妆。男人们有好多在上战场

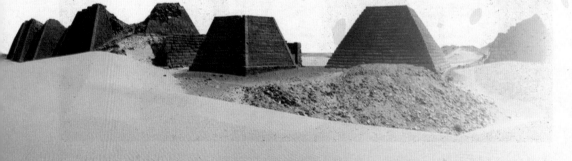

前，都要梳理好头发，洒上香水，还要涂上指甲油。古罗马的女人们，更爱化妆，公元1世纪的讽刺诗人马体尔曾经对一个罗马妇女写过这样的话："盖拉，你在家时，头发在美容师那里；夜里你取下牙齿，睡眠时你把全身上下收藏在一百个化妆箱中——甚至你的脸也不和你一起睡眠，然后你在同一天早晨由抽屉中取出眉毛，向男人眨眼。"公元10年，罗马著名诗人奥维德（公元前43～约公元17年）写成了人类历史上第一本化妆专用书，他向人们推荐一种方法，用大麦粉、豆粉、鸡蛋以及捣成糊状的水仙球茎敷面，使皮肤嫩滑。公元65年，罗马皇帝尼禄和他的情人波培娅用铅粉和白垩粉搽脸，再搽以胭脂，并涂上眼圈墨。这个时代的人还喜欢把香膏擦在头发上。那时，罗马人每天的沐浴在公共澡堂进行，那儿有侍者和不同温度的水，侍者为客人涂上香精。当时，香精是从玫瑰、椴花（一种蔷薇科小乔木）、苦杏仁、水仙花、番红花等植物中提炼出来的，而豆粉、麦粉、蛋、酒、水仙花茎和蜂蜜等化妆品原料则来自埃及和阿拉伯。在化妆品中，罗马人最有价值的发明是牙粉，他们最先用浮石，即碳酸钙磨成粉，用于清洁牙齿和保护牙齿，这也许就是最早的牙膏。

公元前5世纪印度外科的鼻祖妙闻在他堪称外科学百科全书的著作《妙闻集》中记载了鼻成形术：为了再造一个鼻子，要从患者的前额切下一块叶形的皮肤，在鼻梁上要留下一根"叶柄"，然后将这块皮肤表面朝外，向下翻转，包住两根充作鼻

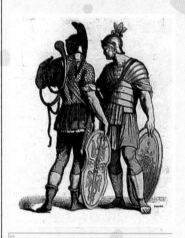

★ 古罗马的男人在上战场前都要做一次"美容"

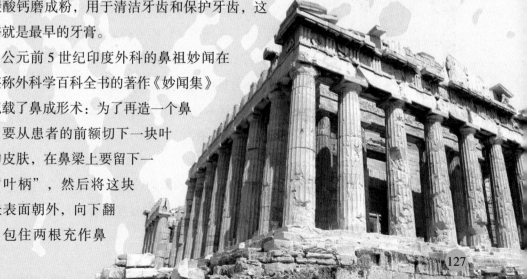

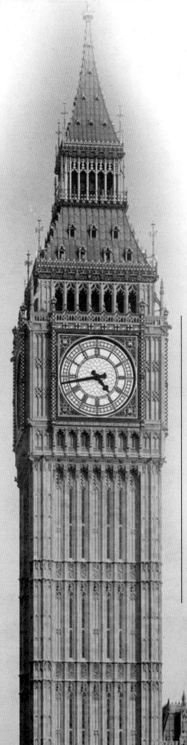

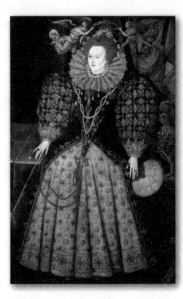

★ 伊丽莎白女王像

腔的人工导管——据记载通常是竹管，然后固定在面部。《妙闻集》还记载了使已经彻底撕裂的耳垂得以恢复的过程：即从无耳垂者的面颊上切下一块活肉，但是这块活肉的一端应当附着在原来的位置（面颊）上，然后再用解剖刀在准备恢复耳垂的部位留上一些轻微的划痕，而先前切下的肉也就应该贴在这个部位。这种手术到今天在原理上仍然没有什么不同，只是使用的皮肤来自于耳朵的后部。

1580年，伊丽莎白女王把头发染成红色，把脸孔涂白色，又把部分眉毛拔掉。当时英国刚有玻璃镜子，她是英国第一位能清晰地看到自己容貌的女王。1660年，英国复辟时期，妇女都爱搽粉，又爱在脸上贴上日形、星形和新月形的黑花钿，而这本来是纽卡赛公爵夫人为了掩盖雀斑而想出来的新花样。

18世纪初，英国已设置了化妆室，以适应绅士淑女们爱在脸上、头发上或假发上扑粉的需要。当时，英国以肌肤嫩滑为美，所以妇女睡觉时都戴上手套，在额上敷上浸过油的布，以防出现皱纹。当时的女子们为了使朱唇发出红宝石般熠熠闪烁的光泽，竟然把一种特别的红色甲虫捣成浆液后，涂在唇上……

而到了现代，人们更是为了自己有一张漂亮的脸蛋而煞费苦心。看着镜子中自己的脸，总是觉得与"明星脸"差得很多，便开始怀疑否定自己，为什么自己的脸会这么难看，于是脸部整形手术便悄然兴盛起来。在近代，这种美容手术最先是在第一次世界大战中兴起。英国医院里组建了"整形外科"，处理从前线转下的严重枪伤和烧伤的士兵。这种技术后来被逐渐应用到了美容术中。在现代的人们看来，整形美容手术已经被大多数人所接受。美国在1996年记录的就有700，000例外科整形手术。

现在的世界，大有人造靓男美女当道的趋势。很多人们心目中的明星偶像，都是整过容的，他们一次一次地向完美发起了挑战。南美各国美人辈出，秘诀之一就在于旷日持久地进行着自我改造。在巴西，许多女孩为了参加选美大赛，对自己的全身上下进行改造。2003年巴西小姐桂冠得主弗朗西妮坦承：整形手术是她获胜的法宝。她不喜欢过去的自己，因为镜子中的自己缺乏魅力。经过大小整形手术23次之多的塑造和锤炼，完美的三围和迷人的脸庞使她技压群芳，一举夺魁。据粗略的统计，巴西在一年接受整形手术的人数高达39万人，平均每人花在整形手术上的费用更是超过了美国，居世界之冠！而在韩国，银幕上许多炙手可热的大明星，都是人造美女。整形美容业一时间成了时下最热门的行业。

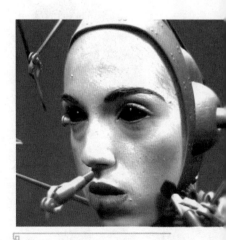

★ 人类为了拥有一张美丽的脸而不惜代价

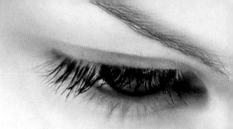

# 换 脸 >> HUAN LIAN

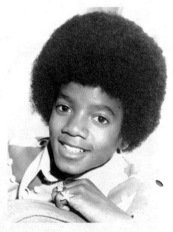

★ 早年的麦克尔·杰克逊还是张"黑人脸"

我们每个人都有自己一张独特的脸，你有没有想过，如果一天早上醒来，我们突然在镜子面前发现自己的脸不是原来的了，你会有什么样的反应？

前面我们曾经提到过的影片《夺面双雄》中，警官亚瑟与罪犯凯斯·特洛伊的容貌进行对换，也就是我们所说的换脸，警官亚瑟假扮成凯斯·特洛伊进入监狱中，让凯斯的弟弟以为哥哥复活，并说出炸弹地点。这虽然是电影中的情节，但是，在现实生活中，这种"换脸"的技术已经趋于成熟并应用到了临床中。

我们大家都非常熟悉的迈克尔·杰克逊，就是个"换脸"的案例。关于他为什么要进行换脸，现在仍然是众说纷纭。有人说他心理有问题，因为自己是黑人而自卑，在他自己的心里认为自己脸上黑黑的皮肤非常丑陋，他非常希望自己变成一个白人。也有人说迈克尔·杰克逊之所以进行"换脸"，是因为自己有白癜风（或是白化病，记不清楚了），这是经他的家人，比如兄弟，父母等证实过的。最开始是局部出现皮肤白化，后来全身都很白，这并不是他想要的，但也没办法，他不讨厌白人，也不厌恶黑人。这一点从他的歌《black and white》就可以看出来,但是不过据迈克尔·杰克逊的整容医生说,最初他是从舞台上摔下来,因此整形了鼻子部分,后来他渐渐对整容有了依恋情绪,也就是整容癖,所以后来他就经常做整容手术,可是他从来没有熏白过。由于当时医疗技术有限,所以造成了缝合伤口等处的感染,迈克尔·杰克逊的脸才会变成现在这个样子。迈克尔·杰克逊因为整容整得太离谱,面上的毛囊几乎完全枯死,头发、汗毛、眉毛以至眼睫毛都掉到所剩无几,据知原来他的胡须、眼眉同眼线都是全靠化妆师画上去。为做出补救,迈克尔·杰克逊曾找过一个以植发驰名的美容师,希望可将毛发逐条植上面部。不过这个方法始终治标不治本,为漂亮而盲目去整容,迈克尔·杰克逊落得如此下场。

法国有一位叫帕斯卡尔·科勒的人,他在 6 岁生日后不久就患上了一种罕见的基因失调症——冯·雷克林豪森病,他的脸上长出可怕的神经纤维瘤,连吃饭说话都很困难。据悉,他和 100 年前的英国象面人约瑟夫·麦里克患上的是同一种类型的疾病,因此被称作是现代"象面人"。在 20 多年的时间里,帕斯卡尔的脸部接受了 30 次手术,但每次手术后肿瘤又会继续生长出来。他只能寄希望于脸部移植手术。在经过漫长的等待后,他终于等到了脑死亡患者的捐赠脸庞。法国医学专家兰蒂尔利教授亲自主刀,为帕斯卡尔实施了长达 16 小时的整脸移植手术,这也是全世界首例整脸移植手术。医生先是切除了帕斯卡尔脸上的肿瘤,再耐心地将捐赠脸庞上的组织、神经、动脉等和帕斯卡尔脸上的相应部位连接

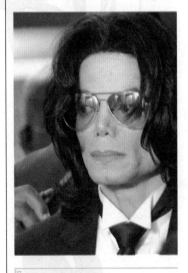

★　后来麦克尔·杰克逊换脸成了白人

## 知识链接

象面人：即患有冯·雷克林豪森病的人。冯·雷克林豪森病是一种由疾病引起的面部畸形，被称为"神经纤维瘤"，为一种常染色体显性遗传病。

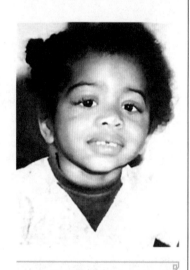

★ 帕斯卡尔·科勒小时候的照片

起来。结果手术非常成功，医学测试显示帕斯卡尔已经彻底治愈了"象面人"疾病。"换脸手术"不仅让帕斯卡尔获得了一张新脸，并且还让他重获了对生活的信心。帕斯卡尔已经在一家会计公司找到了一份会计师的工作。帕斯卡尔说，他开始以他的新脸梦想将来的生活，他希望能找到一个妻子，和她组建家庭，生儿育女。

据医学家解释，其实换脸真的和《夺面双雄》中的情节类似，专家们将选取死去6至8小时的捐献者，取下他整个脸部的皮肤，并且完整取下他的鼻子、嘴唇、眉毛、眼皮和所有皮下脂肪。与此同时，在相邻的另一手术室中，躺着接受移植的病人，他的"旧脸"同样被取下。由于这边是活人，所以医生会百倍小心，用夹子夹住其面部血管，并保留肌肉和神经组织。

在中国，很多医师也是跃跃欲试，想同样尝试"换脸"手术。但是，却引发了各方面的争议。

换脸手术涉及的领域相当广泛，而且也非常复

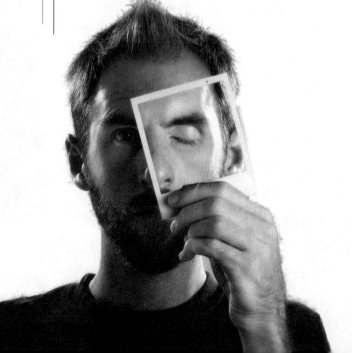

杂，在手术操作中面部结构最为复杂，涉及皮肤、毛发、软骨、肌肉、血管神经及骨骼等方方面面。不但移植层次复杂，神经的移植更为复杂。众所周知，面部神经分支众多，任何一支受损，都会出现诸如口角歪斜、流口水、眼睛闭不上、面部表情僵硬、面部两侧不对称等表现，而且目前尚无很好的修复办法。因此，在移植过程中，如果不能保证面部神经及其分支 100% 存活，则肯定会出现上述症状。更何况面部有 5 群 17 对表情肌肉，肌肉纤细，移植过程中受损、血供不佳或神经支配不良，都可能会出现肌肉变性、瘢痕化等诸多变化。若手术不成功，术后的表情就会大打折扣，可能成为面具脸，这是一个亟待解决的问题。法国的第一位女"换脸"人迪努瓦尔就存在这样的问题，她家住法国北部瓦朗谢纳地区。去年 5 月，她不幸被狗咬掉鼻子、嘴唇和下巴。医生 2005 年 11 月利用一名脑死亡者的肌体组织给她实施了换脸手术，她得到了新鼻子、新嘴唇和新下巴。可是她的嘴却无法完全合拢，说话也显得很不利索。

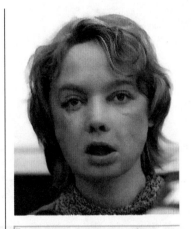

★ 女"换脸"人迪努瓦尔尽管成功换脸，但嘴却无法完全合拢，说话也显得很不利索

"换脸手术"在伦理上也存在着问题，"换脸"其实就是把一个人的脸一模一样地移植到另外一个人的身上。但从社会伦理的角度上讲，人脸就相当于人的"身份证"，移植成功后相当于供体死人"复活"，死者的亲人和朋友肯定会有不舒服感。另外，换脸者在术后对自己身份的认同也会有恐惧感，多半会引发心理障碍。这些都是换脸者必须面对的社会伦理关。

不仅如此，在法律上，由于换脸存在着身份确认的问题，也有很多界定不清的空白存在。

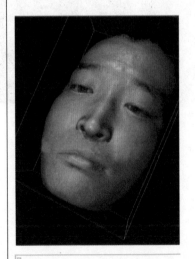

★ 你有没有准备好让一个换脸人站在你面前呢

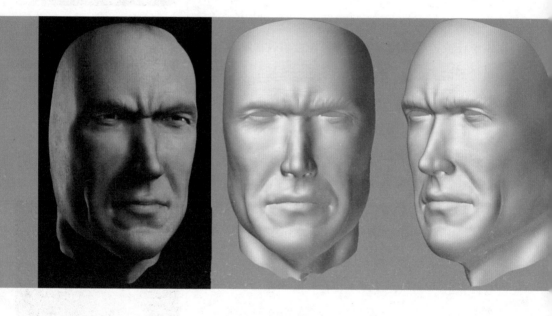

PART6

# 第6章
# 面孔与相面术

在中国传统的文化里，对于面孔可谓是有着深入的研究，古代相面术认为，人的面部就好像一个高深莫测的密码集成板，上面注明了一个人一生的富贵荣辱，每个部位例如头发、额头、眼眉、眼睛、鼻子、嘴、下颚等，虽然是遗传了父母的因子，但这一切就像一个没经解码的资料库，如果对相面术有所研究，就可以通过这种种的数据解开未来之路，这都是真的吗？

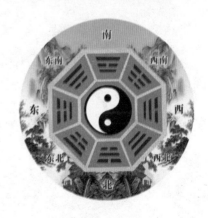

# 天机道术 >>  TIANJI DAOSHU

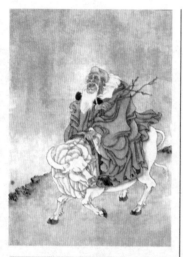

★ "御风而行"的老子

当你忙碌地穿梭于过街天桥，你是否不幸地被某些人拉住要你相面？他们或者说您即将有一场劫难，若听从于他们即可逢凶化吉，大富大贵；或者压根就没有给你任何言语，但却表情神秘，行为怪异，想引你进一步发问，直至上当受骗。

在老庄时代，占卜相面就出现了，它们在那个科学并不发达的时代似乎可以称得上是巫术，但你并不能据此就全盘地否定它们。至少，它们也代表了特有的中国传统民间文化，在那段似乎并不能用理性去诠释一切问题的日子里，巫术，却依然立于智慧之上，解决了很多难以言明、玄而又玄的故事。

汉代绛侯周勃去世，正值长子周胜之继承侯位。一位民间占卜大师许负曾经为周勃次子周亚夫相面，说："三年后，你即将封为侯，封侯八年后你会做将军和丞相，执掌朝政；再过九年，你会很不幸地饿死于街头。"周亚夫认为许负的话简直是胡言乱语，问道："我哥哥已继承侯位，即使他死了，儿子会接替他，怎么可能会轮到我封

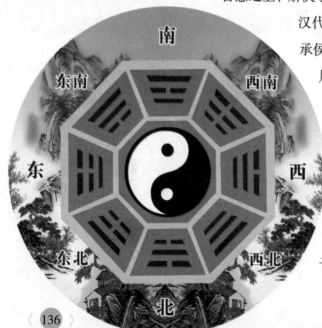

侯呢？倘若我真如你说的那样大富大贵了，怎么又会饿死于街头呢？请您指教。"许负笑答："你的嘴边有一道竖纹入口，这是饿死者的相貌。"根据人的相貌预测人的命运，周亚夫认为这简直是胡扯，完全不相信算命先生的预言。

人世间的事情，有时很奇怪，不能用人的正常思维去解释问题。许负为周亚夫相面后，正如预言中的第三年，周亚夫的兄长周胜之与妻子（当朝公主）感情产生了矛盾，继而又犯了杀人罪，爵位不幸被废除。一年后，皇帝从周勃的儿子中挑选出贤能的次子周亚夫，并封他为条侯，接续周勃的爵位。吴楚等七国诸侯相继叛乱，周亚夫遂奉命率兵平叛，历时三月，将叛军全部消灭，周亚夫立下了显赫战功。皇帝便因此任命他担任太尉。五年后，周亚夫升任丞相，掌管全国上下朝政大权。周亚夫的尊贵几乎达到顶点，身处"一人之下，万人之上"的地位。但，物极必反。由此开始，周亚夫的命运开始走下坡路。

皇帝欲废太子，周亚夫试图阻止，因此得罪了皇帝。皇帝欲封皇后的哥哥为侯，便与丞相商议。为人固执、坚持、不知变通的周亚夫，以汉高祖刘邦规定的"没有功劳的人不得封侯"为名进行积极的反对，皇帝只好罢休，但心中也对他产生了极大的不满以及怨恨。不久匈奴王归降，皇帝封侯。周亚夫认为这样做是对主子的不忠诚，不能因此而褒奖，以免败坏人心。皇帝恼羞成怒，对他产生强烈的厌恶情绪，欲除之而后快。不久，周亚夫因病被免去了丞相这一职务。周亚夫的儿子则因父亲年老多病，为父购买了一些供殉葬使用的盔甲盾牌，却被人检

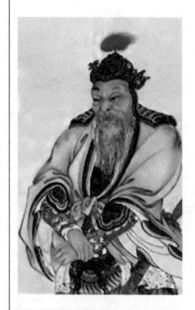

★ 周亚夫画像

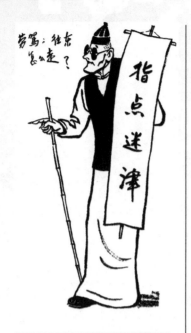

★ 街上的算命先生

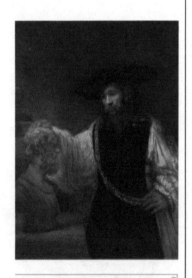

★ 外国人最早进行相面术研究的应该要算是亚里士多德

举而获伺机谋反这一罪名。皇帝立即下令逮捕，严刑拷打。周亚夫不堪这般凌辱，绝食五日后不幸死亡。周亚夫死亡的时间与二十年前算命先生所预言的正好巧合。

于是，从那个时候就流传下来的、通过算命预测人的未来，成为一部分人的职业，并且从古至今，连绵不断。"宁可信其有，不可信其无"与"信则有，不信则无"，是中国民间百姓对相面算命等迷信活动的两种态度。

那么，到底熟悉的面孔是不是暗藏什么玄机呢？通过我们的面孔，真的可以推测旦夕祸福，甚至可以预测一个人将来的命运吗？难道，面孔里真的隐藏了冥冥之中的所谓的"天语"吗？

外国人最早进行相面术研究的应该要算是亚里士多德。这位伟大的学者曾经在他的《芬克与瓦格诺尔斯新标准百科》一书中说相面"这门技术是以信念为基础的，人们认为在面部特征和表情与思想的品行品质及习惯之间有着密切的联系。这种观相术由来已久，流传极广"。

瑞士的一位神学家约翰·卡斯帕·拉瓦特在1789年发表了《相面术文选》，这本书在某种意义上更进一步促进了相面术作为一门学问得到发展。书中，他曾试图说明，外部信号是怎样反映并深入到人的内心世界的。他认为，人的特有的生活习性及阅历对他的相貌在一定意义上起到一种模制的作用，特定的相貌通过不同的构造、组合反而可以积极地表达不同的性格。所以，拉瓦

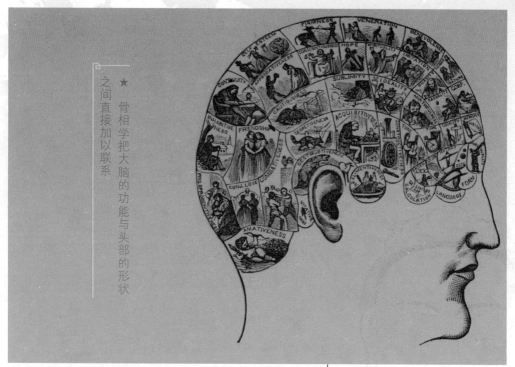

★ 骨相学把大脑的功能与头部的形状之间直接加以联系

特就是依据不同的面部特征来进行性格分析的。

19世纪初，骨相学认为，我们的大脑大约有30来个（不同的系统数目也不一样）不同的部位显示出智力；不同的智力位于大脑的不同部位；根据在每一种智力特定位置上面的颅骨形状可以判断这些智力的发展程度。人们发现，把大脑的功能与头部的形状之间直接加以联系的这一整套学说无论从生理学角度还是从解剖学角度看都是没有根据的。

但是作为研究情绪、脾气、性格物质特质的学问，相面术在上个世纪后五十年受到某种权威科学的后盾支持。早期德国格式塔派心理学家对外形，包括面部表情在内的那些外形进行了研究。

所以，一些看似神奇的相面术，其背后究竟隐含着哪些科学知识呢?

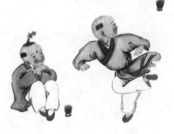

# 科学还是迷信？ >>

KEXUE HAISHI MIXIN

十二宫

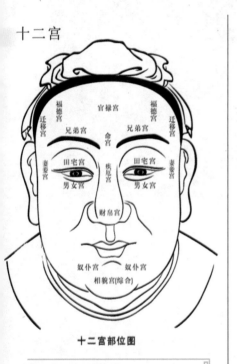

十二宫部位图

★ 中国古代面相十二宫部位图

以面孔来决定人命运的"相面术"，当然没有什么科学根据，在古代，它只不过是一些江湖术士以此骗取人们钱财来养家糊口的伎俩。但是相面术经历了几千年的风风雨雨，为什么到了科学如此发达的今天，还有长盛不衰之势，难道它真的有着某种灵验之处或者说它会有些科学道理吗？

有些人研究表明，脸部特征是人的内心线索的说法，在心理学上是有一些根据的，我们的长相与我们对自己的心理、意识、感觉当然是有一定关系的。

在科学不发达的古代，人们虽然有意无意地意识到了这一点，但是却找不到什么科学的根据，于是，我国古代的"算命先生"包括古希腊的许多外貌学家们便编造了一大堆资料，在某种特别的面相特征与性格特征之间拼凑了许多奇妙的联系。哪怕伟大的智者亚里士多德，也说过这样的话：前额大的人偏呆滞，前额小的人用情不专；天庭横阔者易于激动，突出者好发脾气。

罗马人也很相信外貌学。思想家西塞罗曾说：面相乃心灵的图像。朱力斯·凯撒认为：我并不害怕这些肥头大耳的家伙，可那些面容苍白的瘦家伙着实让人操心。

大哲学家康德说过，如果一只表有一个招人喜欢的外壳，那么人们并不能由此而肯定其内部也是良好的；但如果表壳做得很差，那么可以相当有把握地断定它内部也不很妙，因为工匠总不会因为忽视了花费功夫最少的外壳，而使一个精细加工出来的产品蒙上坏名声。

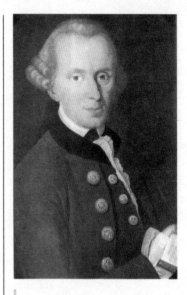

★ 哲学家康德

黑格尔，更是把面相学和骨相学作为对自我意识进行观察的知识。

所以，在今天还是有很多人愿意将其"发扬光大"。

英国的科学家们也会"相面术"，他们的相面术是通过观察人的面部特征，来给你诊断疾病。他们研发出一种可诊断儿童是否患有遗传疾病的电脑软件。这种新型三维图像技术的"相面术"，有助于及早发现儿童遗传疾病，为治疗争取时间。

这种软件根据资料库的脸部特征数据，可以对儿童是否患有遗传病做出初步判断。医生随后根据电脑分析结果进一步检查儿童的健康状况，包括脱氧核糖核酸（DNA）测试等。确诊的费用比未经电脑排除疾病的费用要大大降低。不仅如此，这种筛查

**知识链接**

脆性X染色体综合征：是遗传性智力障碍的最常见的一种形式，有独特的遗传特征，发病率及正常人群携带率高，早期尤其是在早孕期及时诊断可防止患儿出生，提高人口素质。

★　科技发展到今天，相面术遇到了严峻的挑战

手段还可以节约大量时间、减轻儿童和家长的心理压力。

英国媒体评论说，这种"相面"软件让之前单凭肉眼难以察觉的遗传病无所遁形。例如，患有脆性X染色体综合征的儿童外表与常人只是略有不同，他们双耳大、下颚凸出、脸颊细长，但软件可以及早分析儿童是否患有类似难以察觉的遗传病。

研究人员目前正在研究30种能改变人面貌的遗传病特征。测评报告中的数据显示，这种"相面"软件对10种遗传病的诊断准确率均在90%以上。其中，诊断脆性X染色体综合征准确率为92%，威廉姆斯综合征为98%，史密斯·马盖尼斯综合征为91%。

英国不仅在医学中用到了"相面术"，在刑侦

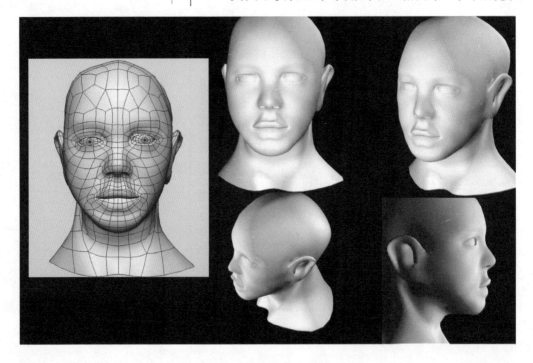

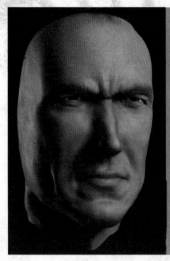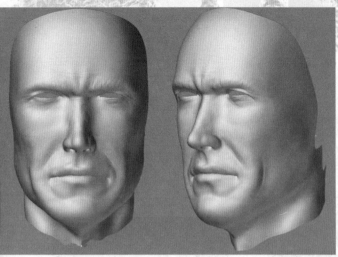

方面，他们也运用了"相面术"。英国情报机构军情六处的特工和警察接受了一项最新的面部识别技术培训，以便将来更有效地打击恐怖主义和严重的犯罪行为。这种面部识别技术比测谎仪更加准确，同时能提高从不合作嫌疑犯提供的供词中提取关键情报的成功率。

叔本华说："相面相不出一个人的道德品质，但是看得出他是否聪慧；要成功地观看一个人的相貌，首要条件是保持纯粹客观的观点，只有这样的第一观感才能提供纯客观的评价。"

★　英国在刑侦学方面也运用"相面术"

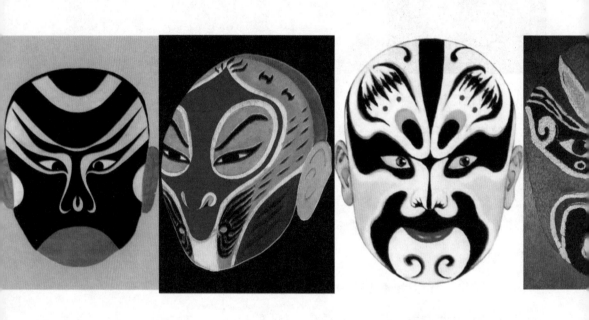

PART 7

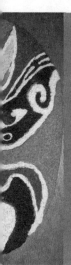

# 第 7 章
# 面具与脸谱

　　面具和脸谱都是把人脸掩藏起来的化妆术，它们虽不像"易容术"那样可以以假乱真，但同样可以让面具或脸谱的主人不以其"本来面目"示人。面目和脸谱有着异曲同工之妙——近在咫尺却不识庐山真面目，平添神秘色彩和无尽想象。可它们间还是有微妙差别的。

　　面具似乎着重表现的是面具后的人，所谓欲藏还露。虽然把自己的脸"隐藏"于面具之后，但还是将人们的视线能够引向面具背后，猜测面具的背后的面孔是怎样的如花似玉或英俊潇洒。而脸谱（典型如京剧脸谱）则主要表现的是脸谱本身的特征，我们的脸仅仅是作为了载体，脸通过肌肉的收缩，可以让脸谱做出种种表情，从而传达脸谱所承载的具体含义：忠义、奸诈、刚烈、油滑、正直……

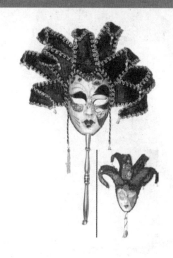

# 色彩斑斓的脸谱 >> 
SECAI BANLAN DE LIANPU

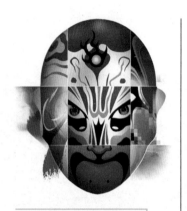

★ 色彩斑斓的脸谱

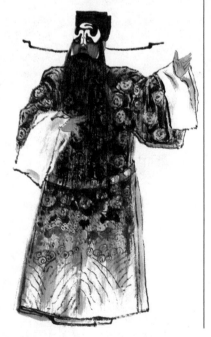

也许我们人类向来都是善于通过面孔去辨认某人，于是在很多戏剧、戏曲的舞台上，戴上面具或者勾画人的面孔成为了辨认人物非常重要的手段之一。在我国的京剧化妆中，这种表现尤其明显。脸谱，更是成为了最有"中国味儿"的艺术品。黑脸的为什么就是忠臣？白脸的为什么常常表现为小人？可以说，面具和脸谱是我们的人造脸，它可以达到表达我们情感、伪装我们情感或扮演他人角色的目的。

脸谱起源于面具，脸谱与面具的不同在于，脸谱是将色彩、图形直接画在脸上，而面具是把色彩、图形画在别的东西上面然后再戴在脸上。我国戏剧中脸谱的产生有悠久的历史。

在古代宗教祭祀和民间祭祀中，出现的巫舞、傩（nuó）舞中，舞蹈的人就开始戴面具。根据史料研究，傩舞是古代一种大型歌舞，有扮人物的，有扮动物的，有扮神的。领舞者就戴着"黄金四目"的假面具，穿着黑衣服，系着红色衣裙，一手执戈，一手拿盾。其他人也会带着千奇百怪的面具，人神鬼兽俱全，正邪分明，表现出各自的特点。在前些年出土的文物中里可以找到证物，如在四川成都以北的前古蜀文化遗址——三星堆——的出土文物里，就有四五十个青铜面具。这说明面具早在距今四千年左右的蜀国就开始出现了。

到了汉代，宫廷经常有大规模的"百戏"演出，包括音乐、舞蹈、杂耍、马戏等，技艺繁多，场面也非常的庞大。"百戏"演出中有"豹戏""大雀戏"等节目，这些表演大多是模仿动物而做出的舞蹈，演者都是伪作假形或面戴"假头"来扮演动物。山东沂南北塞村出土的汉墓百戏画像石刻中，有的演员就是戴假形面具的。

汉代以后，随着很多歌舞节目中增多了大量的情节，面具用来装神扮鬼，刻画世俗人物的表演也逐渐增多了起来。传说南北朝时期北齐兰陵王高长恭的武功非常高，而且勇猛过人，但令他非常苦恼的是，他的面相非常像貌美的妇人，这样的外貌，总让人觉得不足以给敌人以强有力的震慑，于是他就用木头刻了个假面具，在临阵之时戴上，这样他就可以勇冠三军。北齐人还根据这件事情，编了一个兰陵王戴面具击敌的歌舞节目——《兰陵王入阵曲》，这个节目受到了当时人们的热捧，一直到了唐代，当时的宫廷中也经常演出这个节目，节目中扮演兰陵王的演员所戴的面具，有很多人认为是后世脸谱的起源。

在唐代，不仅有大量使用面具化妆的歌舞，而且还出现了涂面化妆，即在演员脸上直接涂粉墨。由于演员戴面具不利于表达出自己丰富的表情，所以很多演员开始涂面化妆。不过，当时的面具还在大量使用。

五代十国时期，涂面化妆已相当流行，只是还

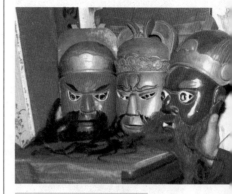
★ 跳傩舞用的面具

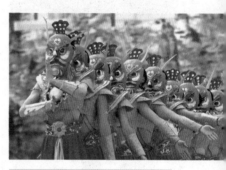
★ 现代人戴面具跳的傩舞

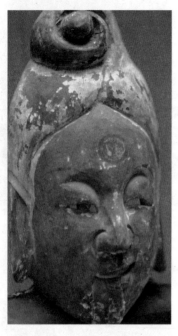

★ 古代惟妙惟肖的面具

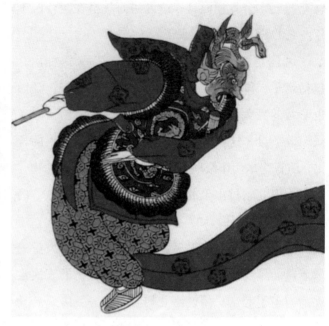

★ 《兰陵王入阵曲》中的兰陵王形象

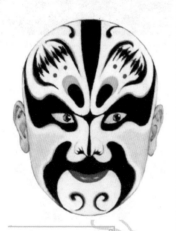

★ 张飞的黑脸

没有形成如同现代脸谱一样稳定的表现形式。到了宋元时期，尤其是在元代时，在当时的元杂剧中，涂面化妆形式不断多样起来，并且开始适当的夸张。当时关羽的红脸，张飞、李逵、尉迟恭等人黑脸都有了雏形。而到了明清两代，表演艺术等得到了非常大的提高和发展。明代的人物脸谱除了分红脸、黑脸、赭石脸、蓝脸、绿脸外，其表现手法的变化，还主要集中在眉眼部位。但是此时的人物脸谱大都可以划入"整脸"一类。明代的神怪脸谱画得很花哨，其中有一部分是"象形脸"，如龙王、白虎、豹精、狮精、象精等。神怪脸谱上，脑门、两颊也有各种图案装饰，这一手法后来逐渐也用到了人物脸谱上。

清初，脸谱的刻画在性格化上有一些进步。最明显的是包拯等人物的脸谱。包拯的脸谱，在明代的画法是双眉挺直，着重表现他的坦直无私、刚正不阿的品格。到了清初，直眉画成了曲眉，这是向后来的紧皱双眉画法的一个过渡，目的在于突出表现包拯审案过程中"愁"的精神状态，到了清中叶以后的戏曲里，包拯的脸上不仅有了一对紧锁的白眉，而且眉毛间还拧成了一个"月牙"，突出表现了包青天整日为民审冤案而发愁的神态。清初的人物脸谱里，已有个别的开始在脑门和两颊画点图案，这种手法是从明代神怪脸谱中移用过来的，比较注意刻画脑门和两颊部位，这在清初是个进步，有利于谱式的多样化和人物性格化表现。

到了今天，脸谱图案已经发展得非常丰富，大体上分为额头图、眉型图、眼眶图、鼻窝图、嘴叉图、嘴下图。每个部位的图案变化多端，包拯黑额头有一白月牙，表示清正廉洁；杨七郎额头有一繁体"虎"字，显示其勇猛无敌；赵匡胤的龙眉表示为真龙天子；雷公脸谱中有一雷电纹；姜维额头画有阴阳图，表示神机妙算；夏侯惇眼眶受过箭伤，故画上红点表示；窦尔墩、典韦等人的脸谱上有其最擅长的兵器图案……而且各种颜色所表示的人物类型也分得比较清楚，一般来说，红色的代表忠勇、正直，黑色的代表勇猛、直爽，白色代表奸诈、狠毒、阴险，油白色代表自负、跋扈，蓝色的代表刚强、骁勇，绿色的代表顽强、侠义，黄色的代表凶暴、沉着，灰色的代表老年枭雄，紫色的代表智勇刚义、刚正威严，金银色代表神、佛、鬼怪、精灵……

我国戏曲脸谱在经过了长期的、无数人的努力后，终于有了今天五彩缤纷、辉煌灿烂的艺术境地，

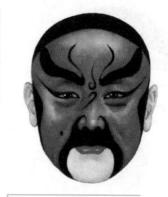

★ 关羽的红脸

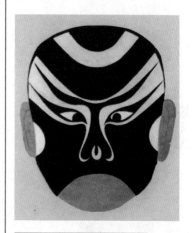

★ 包拯的黑脸

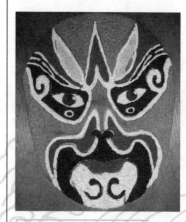

★ 窦尔墩的蓝脸

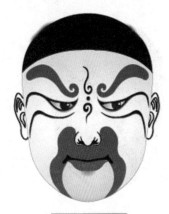

孫權：甘露寺

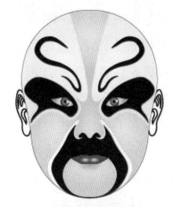

傳龍：狀元媒

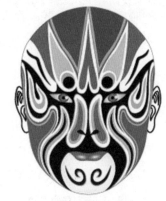

單雄信：鎖五龍

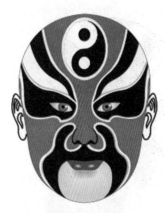

姜維：鐵籠山

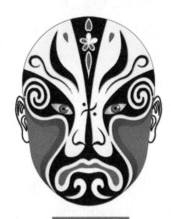

尉遲寶林：白良關

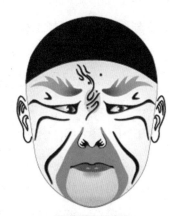

趙高：宇宙鋒

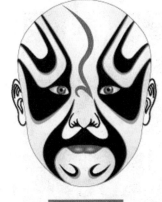

賀天龍：瓶瀝山

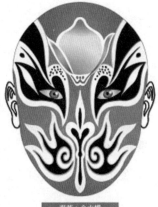

秦英：金水橋

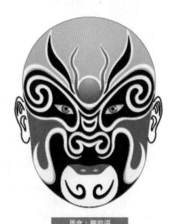

周倉：華容道

★ 形形色色的京劇臉譜

中华民族的脸谱艺术，是世界上唯一一种用"脸"来表现的艺术，在脸谱这里，面孔传达信息的作用得到了夸张化的表现。我国戏剧中的脸谱，除了表示戏中人物的性格外，还可暗示角色的各种生活、命运情况，如项羽的双眼总是画成近似"哭相"，这暗示他的悲剧性人生；包公的两弯皱眉，暗示着他苦思操心、断案审案中的为难之处；美猴王孙悟空的猴形脸，暗示他本是"石猴"变化而来。脸谱的另一作用是产生"距离化"，也就是脸谱可以拉开演员戏中角色和观众的心理距离。脸上的图画使观众分辨不清演员的本来面目，并且与生活中的真实人物相貌区分得很明显，演员很像带着假面具。这能使观众避免产生幻觉，以为演员就是真实世界中的人物，而是可以专心于审美和欣赏。

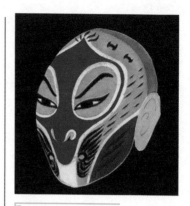

★ 猴脸脸谱

## 知识链接

知识链接：心理距离说：是瑞士心理学派美学家布洛关于审美本质和艺术本质的理论。布洛在对实验美学批判的基础上，创立了心理距离说，他认为人同艺术和现实间的审美关系存在着"距离的矛盾"，就是说，审美主体与审美对象之间经常出现"失距现象"。"失距现象"包括主体和对象之间距离太近即"差距"和距离太远即"超距"两种情况。前者的原因是主体不能用艺术的眼光看待对象或艺术品，过分写实；后者的原因是艺术品的拙劣，无论哪种情况都不能产生美感。

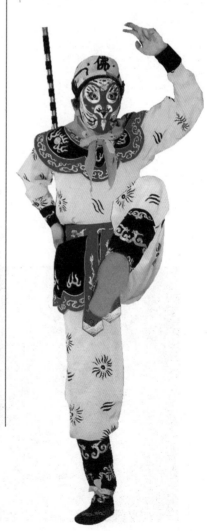

# 魔幻力量之泉——面具 >>

MOHUAN LILIANG ZHI QUAN MIANJU

面具有着悠久的历史，从欧洲发现的岩画内容推测，人类自旧石器时代就开始使用面具。目前我们发现的最早的面具，是距今 2.7 万年前埋藏于捷克共和国多尔尼维斯通尼斯的一具骷髅可能带过的彩色面具，这个骷髅与另外两具少年的骷髅躺在一处，而且，其中一个少年的手还放在了另一个的阴部，所以很多人都判断这可能有一个三角恋的故事，但这只是推测而已。这个遗址的面具也已经面目全非，无人可以辨认。要说现在保存最好，而且最为古老的面具，还要说是巴勒斯坦地区希布伦城发现的大约公元前 6 500 年的一副面具，这副面具是由石灰岩制成，虽然戴起来不怎么舒服，但是直到目前为止，还十分结实，不易损坏。

古代的面具，还有用头盖骨和人皮做的面具。智力的马普切人将杀死的俘虏的面皮加工烘干，制成人皮面具，在跳舞时候戴上。同样，在南美的墨西哥，阿兹特克人在祭祀时，把用来祭祀的人的整张皮剥下来，穿在身上作为面具。21 天之后，人皮变质腐烂，他们就认为被祭祀的人由此而

★ 每一个面具都显得非常神秘

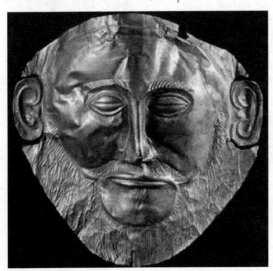

得到了新生。而当阿兹特克人的国王生病的时候，巫师和牧师们就给众神的雕塑戴上面具，直到国王的病好后，才把面具揭掉。

　　面具是怎么产生的？这个问题谁也说不上来。考古学家和民族学家们经过研究推测，最早的面具可能是某些动物的假头，这源于狩猎巫术。远古时期，人类为了生存要不断进行狩猎捕鱼等活动，他们为了隐蔽自己就尽量伪装自己，如披戴鸟兽头冠和皮毛并做与捕猎相似的动作，来麻痹对方，以求尽少惊动要接近的目标，提高狩猎的成功率。生活中的这些心理状态逐渐变成一种凝固化了的心理轨迹。于是从这样的活动中，演化出保证猎获成功而披戴兽冠、兽皮等仪式，后来逐渐发展成了面具。

　　面具自产生的一刻起，就充满了无限的神秘。在很多地方，人们都认为面具可以招来鬼魂。比如在尼日利亚、达荷美和多哥北部的很多地区，戴着面具的年轻人打扮成鬼魂的模样，在村子周围不断"做法"，接受人们的礼物。面具也可以成为神灵，在特拉华的印第安人信奉的诸神之中，就有一位"面神"，它其实就是一副面具，

★　面具有时是一种信仰

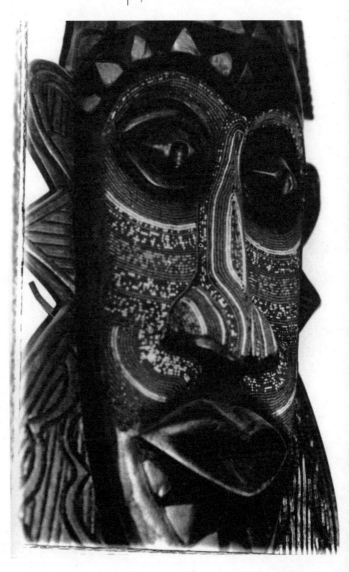

但它却又是活灵活现并充满着神性的，它可以指导部落狩猎和做很多事情。

面具与超自然的神力，有着千丝万缕的联系。面具就是一个被人们"魔幻化"了的面孔。无论谁戴上面具，都能够成为自己想象中的任何一个角色。世界上很多地方的人们都喜欢戴面具。印度、中国、日本、非洲、埃及、新西兰……在这些国家，面具都曾经起过非常重要的作用。在庆典上、在战场上、在祭祀中、在舞会上……面具真可谓是无所不在。

但面具上刻画的并不一定都是我们人类的面孔。在非洲的尼日利亚，依波人的面具高大雄伟，有10米多宽，18米多高，简直就是一副反映世态的图画。而我国，更是有很多像猴子、小狗、小猪等生肖图案的面具。

在人类发展的历史上，有很多非常出名的面具，每一个面具都有着神秘而美丽的传说，每一张面具的背后，更是有着一张充满了传奇色彩的脸。埃及黄金面具就是其中的代表。

黄金面具是公元前14世纪时的埃及法老图坦卡蒙死后所戴面具，1922年发现于他的金字塔中。他的木乃伊发掘出来的时候，头部罩着一个黄金面具，这使他成为当代知名度最高的埃及法老，黄金面具高约50厘米，与真人的面庞大小相称，严丝合缝地罩在他的脸上。面具由金箔制成，嵌有很多宝石和彩色玻璃。前额部分饰有鹰神和眼镜蛇神，象征上、下埃及（上埃及以神鹰为保护神，下埃及以蛇神为保护神）；下面垂着胡须，象征埃及的冥神奥西里斯。这副面具是当今世界上最精美的艺术珍品之一。

**知识链接：**

奥西里斯：奥西里斯（Osiris）原是埃及的法老，他生前是一个开明的国王，但是在生前的一次酒宴上，他被自己的弟弟赛思阴谋装进了箱子里，扔进尼罗河。他的妻子伊西斯找到箱子，并使他复活，但赛思再次发现了他，将他分尸成48块，扔到了埃及的各个角落，伊西斯再次找到他的尸骸，并拼在一起。但此时他已经无法在人间复活了，便成了地界的主宰和死亡判官。他执行人死后是否可得到永生的审判。此外，他还是复活、降雨和植物之神。

　　黄金面具的主人图坦卡蒙于公元前 1336 年至公元前 1327 年统治埃及。他虽然不是古埃及历史上功绩最为卓著的一任法老，但却是最神秘的埃及法老，他那满是宝藏的陵墓和他的黄金面具已成为埃及古老文明的重要象征。面具主人在 19 岁的时候就不幸死去，这更增添了不少神秘的色彩。关于图坦卡蒙的身世、死因一直是众说纷纭。

　　英国利物浦大学的解剖学家在 1968 年给图坦卡蒙的木乃伊进行了 X 光透视，发现这位年轻法老的头骨内竟然有碎骨，这表明他可能是因头部遭受致命打击而死。但是在经过 CT 扫描后，就初步排除了图坦卡蒙是被谋杀的可能性。因为他们没有在图坦卡门脑后发现击打的证据以及其他任何暴力行为的痕迹。

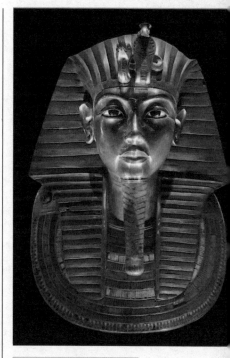

★　埃及黄金面具

　　又有科学家认为，图坦卡蒙头骨中的碎骨可能是负责埋葬埃及皇室成员的工人造成的，他们可能在头骨凿了一个孔，以便让尸体防腐技工把树脂和其他液体注入其中，这是制造木乃伊的必要步骤。研究小组的一些科学家还推测，头骨和上颈的损伤可能是英国考古队伍的操作失误造成的。考古学界还有很多其他的猜测，一些研究人员认为他可能是因为争夺继承权问题而被随后继承他的同胞阿伊杀害，但是最新研究表示：图坦卡蒙死于谋杀。凶手是他最亲近的人——艾。艾是图坦卡蒙最亲近的侍从，是这个年轻大男孩儿的大臣。他的职务为日轮神牧师。不一样的宗教信仰和不断膨胀的权力欲，使艾最后谋杀了图坦卡蒙，并且利用王后想要孩子的心理，迫使王后嫁给了他。图坦卡蒙的王后当上

★ 埃及法老棺椁

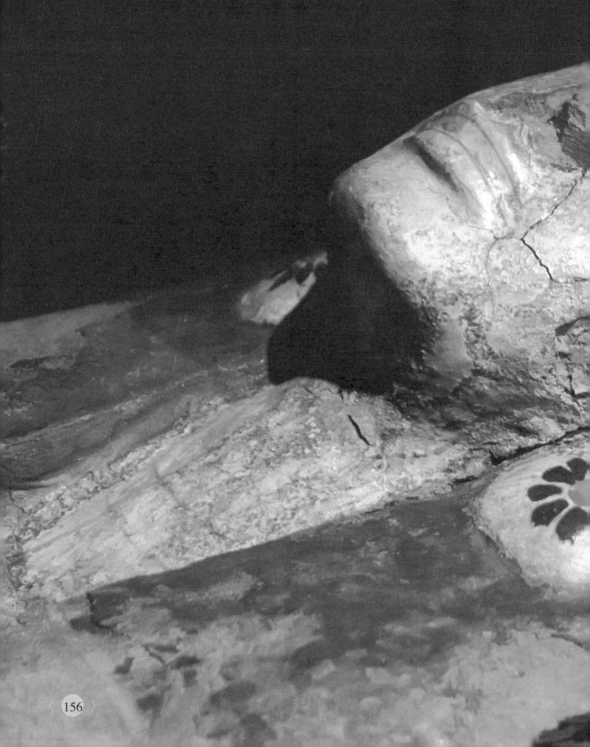

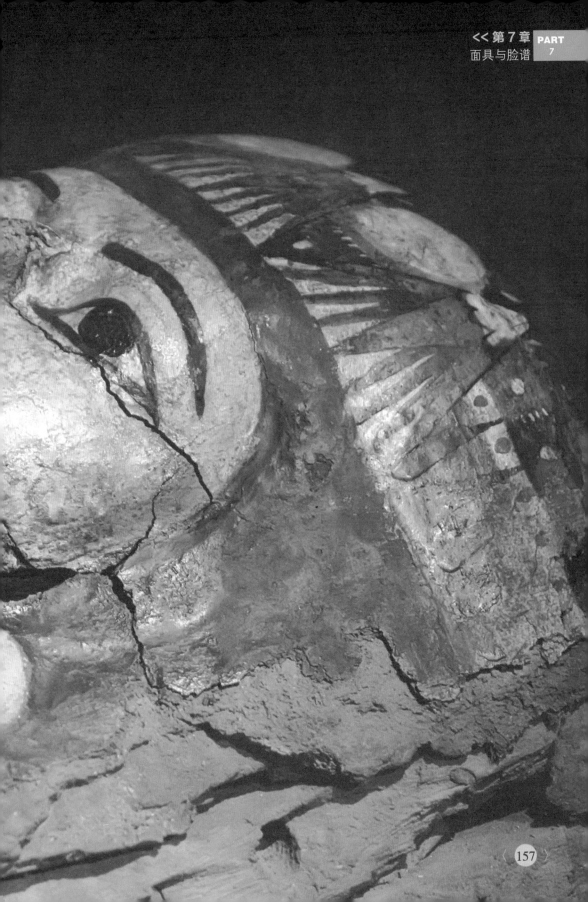

了新的法老王，他就顺理成章的成了王室的亲戚，有了继承权。最后，艾又杀掉王后，继承了法老王的地位。但这些不过是后人的种种猜测，历史的真相，只有面具后面的那张脸最为清楚。

又如我国在三星堆文化遗址处，发掘出了近百件青铜面具。这些面具分为人面具与兽面具两大种类，每一个面具的形式感极为明显，特别是集中在了眼部："纵目"或"大眼"。这种极易辨认的古代形式可以追溯到远古先民时代，它们蕴含了人类早期在蒙昧中向大自然挑战的崇高精神。在这些令人惊奇的面具形式中，简洁明快的几何图形，夸张但传神的造型，这本身就是超自然力的神话模式作用的结果。三星堆众多的面具之中，其中一尊青铜人头雕像，出土时带着的金面罩完好如初，金面罩由纯金皮拓展而成，包颐齐额，两边连耳朵都全部罩住，只将眼和眉毛露出。经科学家用仪器分析，发现金面罩使用的黏合剂，竟是用生漆调和黏土粘上去的。4 000年悠悠岁月，居然没有使其剥蚀脱落，没有褪掉其灿烂金光。古蜀先民为什么要在脸上贴金呢？

★ 三星堆出土的青铜面具

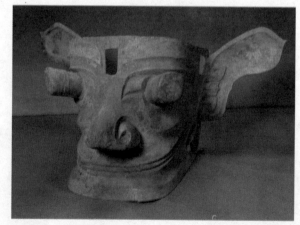

他们的动机已无法弄清。一种可能是贴上金面，显示祭祀对象的无比尊崇，和对祭祀人无上敬慕之情。另一种或许与古代的巫舞有关，先民戴上假面跳起巫舞，用以驱除恶鬼、消除瘟疫。

戴黄金面罩在中国确属罕见，但在西亚和埃及却有相同的例证，黄金面罩最早产生于美索不达米亚，西亚艺术中的许多雕像也是饰以金箔的，更有像前文所说的埃及法老图坦卡蒙的黄金面具。三星堆的青铜雕像及黄金面罩，年代虽然比西亚和埃及稍晚，但其大小和制作工艺完全不比后者逊色，三星堆文物中出现了西亚和埃及的文化因素，确实是一个很有研究价值的谜。

而到了现代，尤其是在西方，面具的作用更多的则是为了掩饰自己的身份。在美国，戴面具的化装舞会从19世纪开始流行，一直延续至今。在不同的时期，化装舞会的格调也不尽相同。人们为了显示自己不同的地位、身份、性别、职业、性格等，就会在舞会上戴不同的面具。

★ 到了现代，尤其是在西方，面具的作用更多的则是为了掩饰自己的身份

在欧洲，强盗和响马从16世纪开始兴起戴面具的习俗，这种做法一是可以掩盖住自己的真实面目，二是可以把自己和普通的百姓区分开。这些强盗和响马的面具装束也非常有意思，可谓是五花八门。有的人把自己的面具弄得非常可怕，使被劫者望而生畏。有的则把自己装扮成教皇的模样，还让手下人装扮成主教的随从。

在19世纪的美国，那里的强盗则是把围巾从脖子向上拉，直到拉到鼻子以上，这种方式本来是本地的工人为了防止在劳动中灰尘跑到嘴里而采取的措施。还有的强盗是用一个大面口袋把整个脑袋全都套住，只在眼睛处挖出两个大洞。这种做法后来被很多执行死刑的刽子手所采用，他们为的是不让别人认出自己的身份。

# 色彩·面孔·美 >> SECAI MIANKONG MEI

在我国古人看来，色彩与面孔有着非常密切的联系。在《说文解字》中，是这样解释"色"的："色，颜气也"。可以说，在我国古代，色彩的"色"和人的脸面可以说是"同义词"。所谓"颜气"，自然指的是脸面颜色或气色。可见，中国古人的"色彩观"是从人的脸面上形成，古人的这种理解虽然显得与近现代的光学理论格格不入，但也不是没有它的道理。

古人的说法可以这样理解，脸是我们五官集中之地，眼睛就位于此地，正因为有了眼睛，我们才能够"见"到这个世界，才能够看到五颜六色的色彩。眼睛使我们感知了色彩，人们常说"眼睛是心灵的窗户""画龙点睛"，眼睛，对于我们人类社会的文化、思想、审美等而言可以称得上是最重要的器官之一了。爱美的女性往往会在眼睛上涂抹色彩斑斓的眼影，来给自己的脸增加几分色彩，常见粉红色、粉紫、

★ 人们为了美会把自己的脸涂成五颜六色

亮紫、蓝色、粉绿、亮绿、银白色、银灰色、橙、
金橘等颜色。

在我国古代，"五色"被纳入到"五
行"的哲学思想中，它们是"看"世
界的基本符号。我们的面孔之美，古
时常常也以"色"相称；娇好的脸
庞被称作"美色"。古时的相面术
认为，通过看一个人的面孔，就可以
判断出有关这个人的很多东西，包括
前生和来世的命运。西方也有类似的看
法，西塞罗说过这样的话："世界一切尽
在脸上"，维特根斯坦也说："面容是身体的
灵魂"，人的面孔在我们的思辨中是"所有"和"灵
魂"的代名词，是我们认识世界的"源头"所在，
是我们保证审美活动能够顺利进行的"起点"。我
国中医理论还认为，通过观察脸部皮肤的颜色，能
够看出一个人的健康状况。比如，面部发白的人群，
大多体质不好，易感冒，怕冷，常有心悸、头晕等
症状；如果面部发黄，是脾胃不好，消化不良；如
果面色黧黑，则可能是慢性肾炎、肾衰竭、心脏病、
美尼尔氏综合征等病症的表现。

随着我们对于自身认识的不断提高，人们开始
更加关注自身，关注自己的面孔。有很多人提出了
一个新的美学命题，叫做："仪容美学"或者说"脸
面美学"，但是我们人的面孔又有着令无数专家学
者感到头疼的"神秘感"，没有谁能够拿出一张脸

★ 我们可以凭借自己的面
孔去发现新事物、去感受美、
欣赏美

**知识链接**

五行: 指金、木、水、火、
土五种物质(元素的运行、
变化)。我国古代思想家
企图用这五种物质来说明
世界万物的起源。中医用五
行来说明生理病理上的种种
现象。迷信的人用五行相生
相克来推算人的命运。

★ 面孔不光是几个器官的集合，更是每个人心中的一面旗

来做出权威性的"真正的评论"，因为人的面孔表情总有假或真假难辨，面孔形象也绝少有全美的。

大哲学家、美学家维特根斯坦晚年有一大嗜好，喜欢观察人的面孔。但是他却对自己的这一"爱好"保持了缄默。这可以说明，面孔对于我们每一个人来说，至少是"难说"的。因为我们的面孔太"复杂"。知识和理性，以至语言，一概对它都有些力不从心。我们只能肯定一点，人类的面孔，在审美的层面上，注定是值得去探讨的。面孔，不可说，这也许是很多美学大师们心照不宣的事实。

现实生活中，很多词语都与"脸"相关："给人面子""讲情面""面子大""铁面无私""直面现实""人心如面，人面如心""真面目""本

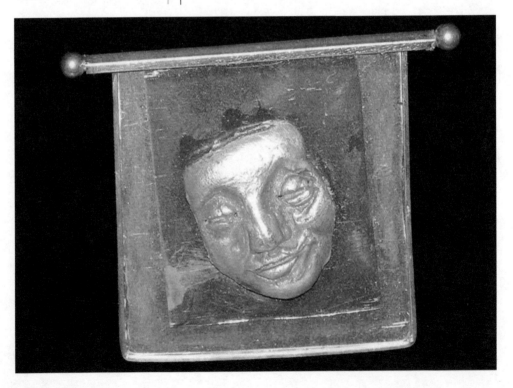

来面目""面貌一新"等。于是，有了这样的一句话，叫做"女人爱脸男人爱面子"。女人会每天把大量的化妆品涂抹到自己的脸上，以留住自己"年轻美丽"的脸，很多女人无论去哪儿都要随身携带一个包，哪怕是小而又小，只要能装下口红、眉笔、小镜子就行。女人对自己的脸好像总是不满意，能抹的都抹到脸上，还要文眉、文眼线，有的甚至还要刺双眼皮等。而男人对自己关心更多的是面子，面子不只是脸，而是一种心态，有些人把它叫做尊严。面子不能丢，无论大是大非，还是鸡毛蒜皮，面子首当其冲。男人为了维护面子，往往争得面红耳赤，甚至挥拳动脚，大打出手。

★　人类的面孔，真的太过复杂

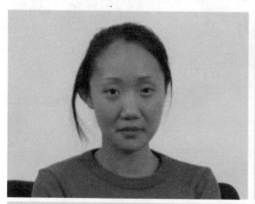
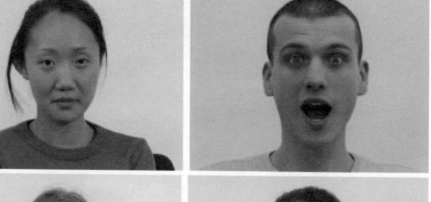
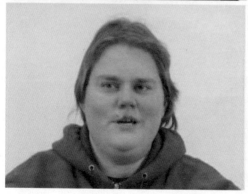
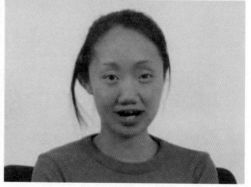

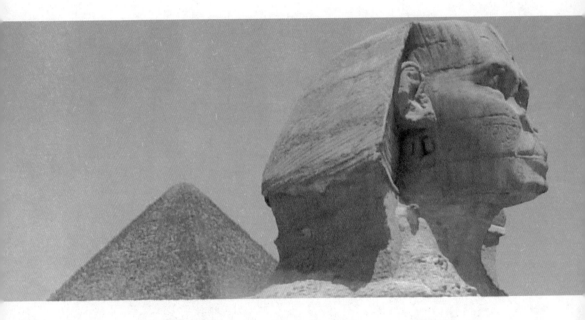

PART8

# 第 8 章
# 面孔的传说与逸闻

每当我们看到金字塔及狮身人面像时，都会被它的神秘所深深吸引，那一张充满神秘的人面背后，有着怎样的故事呢？老巫婆看到灰姑娘美丽的面庞后，又是生了怎样的歹心呢？还有神秘的蒙面人佐罗，他为什么不愿意让人们看到他的脸呢？当我们静静地坐下来，仔细地端详蒙娜丽莎的画像时，是不是能够听到她与你交流的声音？尤其是她嘴角那一丝神秘的微笑，又有怎样的感情蕴涵其中呢？

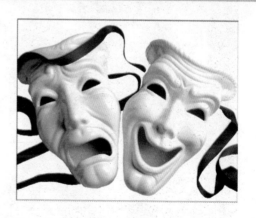

# 斯芬克斯人面像的守望 »

SIFENKESI RENMIANXIANG DE SHOUWANG

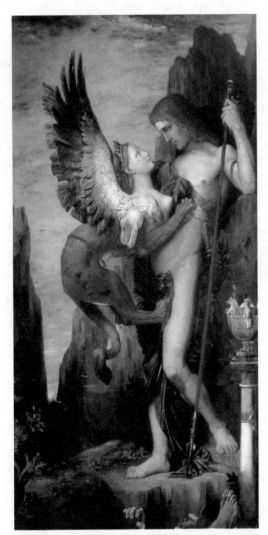

★ 莫罗的《俄狄浦斯与斯芬克斯》油画

曾经看过画家莫罗的一幅画——《俄狄浦斯与斯芬克斯》，这幅画中的俄狄浦斯是一持杖裸体美少年，而斯芬克斯却是绝美的容貌后面隐约透露着残忍、神秘、冷僻和罪恶力量的妖怪。她那丑恶的兽身、张开的雄健的翅膀都野性勃发，越发衬托出那张少女美丽而冷酷的脸。画中的斯芬克斯紧紧缠绕着俄狄浦斯，用丰满诱惑的胸脯抵住美男子健壮的胸膛，扬起几乎可以迷倒一切男人的眼睛，似乎在念着神秘的咒语。而从俄狄浦斯的眼睛里，却流露出一丝戒备和男人特有的悲悯，以及男人对美丽女性那抑制不住的冲动。这两人厮缠在一处，既像是一对情侣又像是两个仇敌。斯芬克斯美丽、冷酷的面孔和淫荡富于诱惑的身躯对于任何站在她前面的人来说，都是一种震撼和威慑。

而如今，屹立在埃及金字塔前的狮身人面像，面对着被岁月侵蚀掉的斑驳伤痕，只能暗自神伤。斯芬克斯蛊魅的眼神变得暗淡，那张充满着残忍、神秘、冷僻和罪恶的脸，已经今非昔比。

面对着她那张让人难以捉摸的脸，你会突然感到，那是一张受过伤的、历经沧桑的脸。据埃及传说，公元前 2610 年，法老胡夫来到当时的金字塔建筑工地（现在开罗以西），巡视自己即将竣工的陵墓，觉得美中不足的是自己虽然死后可以升入天堂，但是以后的人们却不知道自己长得什么样，于是指着石料场的一块巨大石头说：你们要把我的面像完整地雕刻在岩石上！一位聪明的工头投其所好，命工人用巨石雕成了一头雄狮，脸部却换成胡夫的模样，以象征胡夫法老的无比尊严。就这样，狮身人面像矗立起来了。

但这只是个传说而已。其实，在古代的神话中，狮身人面像是巨人与妖蛇所生的怪物：人的头、狮子的躯体，长着翅膀。斯芬克斯生性残酷，它从智慧女神缪斯那里学到了许多谜语，常常守在大路口。每一个行人要想通过，必须猜谜，如若猜错了，这些人会被它统统吃掉，受害者不计其数。有一次，一位国王的儿子被斯芬克斯吃掉了，国王愤怒极了，发出悬赏："如果有人能把它制服，我就给他王位！"勇敢的青年俄狄浦斯，应国王的征召前去报仇。他走呀走，来到了斯芬克斯把守的路口。"年轻人，猜出谜才让通过，否则我就吃了你"。俄狄浦斯早有准备，镇定自若地等着斯芬克斯出题。斯芬克斯拿出一道最难最难的题给他猜。

"世上有什么是早晨用四条腿走路，中午用两条腿走路，晚上却用三条腿走路？"

"是人。"聪明的俄狄浦斯肯定地回答。俄

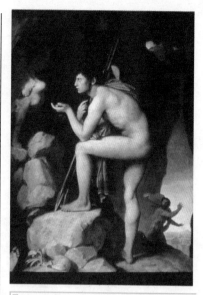

★ 俄狄浦斯在斯芬克斯面前答题

**知识链接**

斯芬克斯：最初源于古埃及的神话，它被描述为长有翅膀的怪物，通常为雄性，是"仁慈"和"高贵"的象征。当时的传说中有三种斯芬克斯——人面狮身的 Androsphinx、羊头狮身的 Criosphinx（阿曼的圣物）和鹰头狮身的 Hierocosphonx。亚述人和波斯人则把斯芬克斯描述为一只长有翅膀的公牛，长着人面、络腮胡子、戴有皇冠。到了希腊神话里，斯芬克斯却变成了一个雌性的邪恶之物，代表着神的惩罚。

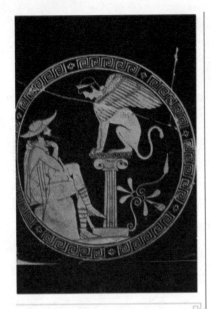

★ 俄狄浦斯用自己的智慧战胜了斯芬克斯

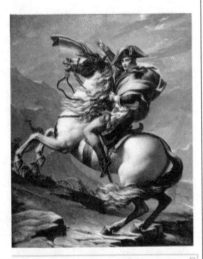

★ 《拿破仑像》传说狮身人面像的鼻子是拿破仑入侵埃及时命人轰掉的

狄浦斯胜利了，他揭开了谜底；结果斯芬克斯却因为自己原形毕露，便用自杀的方式去赎回自己的罪孽。

其实，狮身人面像并不是只有埃及开罗才有。只是在开罗的这一座最大，而且是最古老的。现在埃及金字塔的狮身人面像饱经几千年的风吹日晒后，脸上的色彩早已脱落，精工雕刻的圣蛇和下垂的长须，早已不翼而飞。然而，最叫人痛惜的是，它的鼻子也没有了，而且它鼻子的消失，至今还是一个"谜"。一种至今广为流传的说法是：1798年拿破仑侵略埃及时，看到它庄严雄伟，仿佛向自己"示威"，就一气之下，命令手下人用炮弹轰掉了它的鼻子。可是，这说法并不可靠，其实早在拿破仑之前的历史书籍中，就已经有关于狮身人面像缺鼻子的记载了。

据说18世纪拿破仑到这里的时候，在沙尘暴的影响下，沙子已经淹没到狮身人面像的脖子了，一直到十九世纪末的时候，才有人大力整顿这些流沙，前后共花了70年的时间。矗立在人们面前的这座狮身人面像虽然历经岁月的冲刷而略显沧桑，但确实气宇不凡。它高22米，长75米，脸宽5米，鼻长2米，耳长2米，头戴"奈姆斯"皇冠，额头上刻着"库伯拉"圣蛇浮雕，下颌长须直垂……

关于狮身人面像，还有着很多的离奇的故事。上个世纪末的一个夏天，很多游人正在狮身人面像前拍照留影，惊叹古埃及文明的不可思议时，一辆卡车急驶而至，从上面跳下了一群手持卡宾枪的男人，随着一阵密急的扫射，游人们根本来不及做出任何反应，便全部倒下……一阵硝烟过后，惨不忍睹的场面让随着枪声而来的人触目惊心——刚才还开心说笑的游人此刻突然全都躺在了血泊之中。这群歹徒在警车赶来之前就登上卡车，消失在了茫茫的沙漠之中，人们好像经历了一场噩梦一般。

埃及警署立即着手调查这起极端暴力事件的凶手。但警员们经过半年的努力，仍然一无所获，仿佛这群杀手是从地狱中钻出来的一般。从现场调查发现，这些死者来自世界各地，并没有特别反对某些国家或组织的迹象。更为奇怪的是，每个死者都被残忍的歹徒们剜去了右眼。这似乎在给我们传达着一个不很明确的信息：他们看见了不该看见的某些东西！

如果真是如同我们想象的那样，那么狮身人面像究竟隐藏着怎样的秘密，才会使这些无辜的游人招此

★ 古埃及人是出于何种目的，基于何种信仰才建造了这样一个人头、狮身的怪异雕塑呢

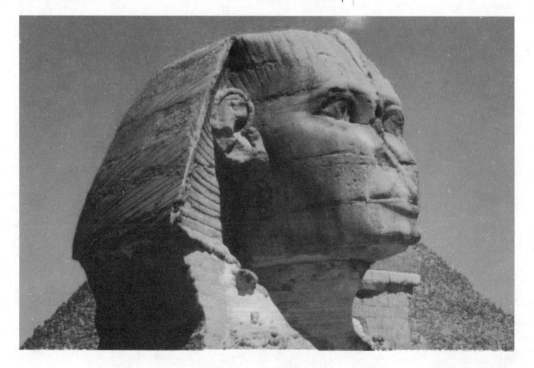

杀身之祸呢？狮身人面像本身的存在究竟又意味着什么呢？

还有这样一个故事，上个世纪中叶，美国的一位任教于芝加哥大学的地质学家让·哈尔夫教授，突然对几张狮身人面像的照片产生出浓厚的兴趣。经过仔细观察，他发现在这座狮身人面像的表面，有许多很深的沟壑，它们全都横行排列，一层层就像是我们人的皱纹，当时的人们普遍认为，这一奇特现象的产生，是因为古埃及地区干燥的气候和强烈的沙漠尘暴风化作用的结果。但是哈尔夫教授久久地凝视着这些照片后，得出了一个惊人的大胆判断，他认为密存在狮身人面像表面的沟壑是因雨水冲刷而形成的！

作为气象地质学的研究专家，哈尔夫教授在侵蚀和风化的研究领域有着很深的造诣，经过对照片的初步研究后，他更加肯定了自己大胆的判断——狮身人面像上的沟壑，绝对不是风化作用的结果。为了证明自己的判断，哈尔夫教授决定亲自前往埃及进行考察，他带着几名助手迅速飞往狮身人面像所在地———埃及。经过一系列细致而严谨的考察和取样分析后，哈尔夫教授最终证实了自己的判断。随后，他立即向世人宣布自己的研究成果：狮身人面像上面的沟壑是因雨水冲刷而形成的，而绝非大多数人认为的那样，是因风沙侵蚀而形成。

当哈尔夫教授的这一研究成果发表在当年的世界学术年刊上后，学术界简直爆发了一场战争。反对派古埃及学者们强调：在哈夫拉王建造金字塔和狮身人面像的年代，埃及的气候就已经非常干燥，不可能有如此丰富的降雨，更不可能有雨水侵蚀人面石像的现象发生。而哈尔夫教授却对如浪潮一样涌来的反对和批评心平气和，因为他已经对此有所预料。但无论如何，他还是下定决心要坚持自己的判断。因为他认为，这是以一种科学的态度来对待科学！但是随着反对的声音一浪高过一浪，非难之声不绝于耳，哈尔夫教授痛苦极了，由于长期处于郁闷之中，导致他精神失常，哈尔夫教授最终以自杀的方式结束了自己的生命。

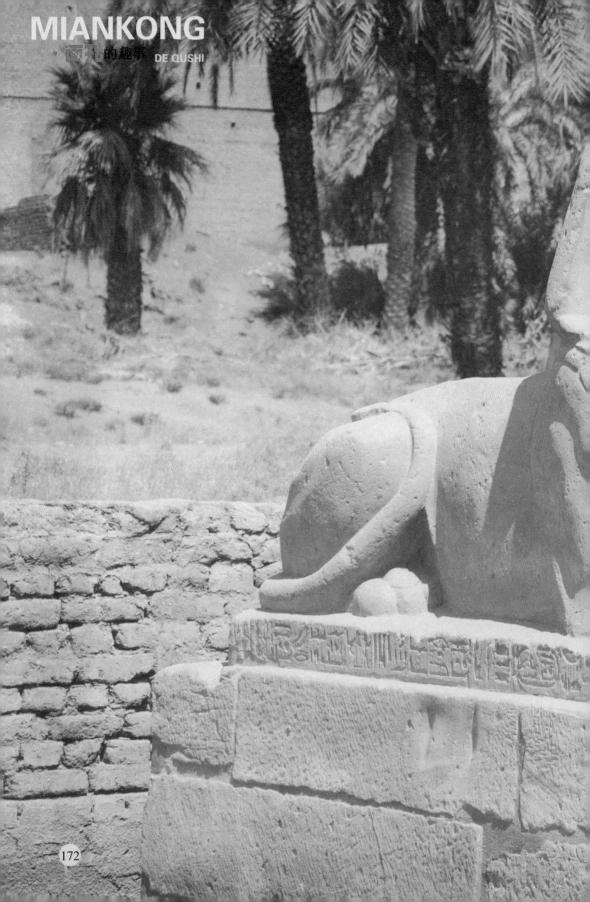

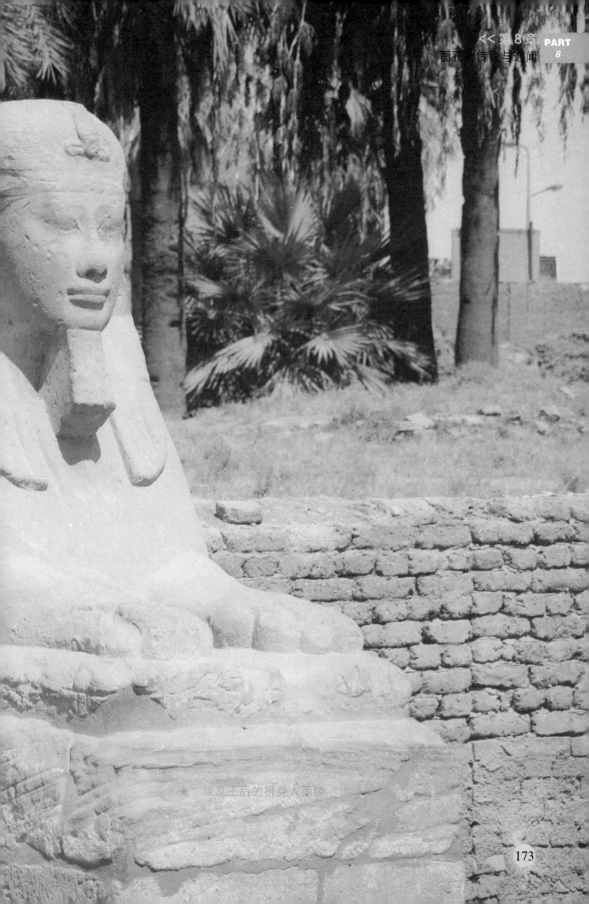

★ 埃及王后的狮身人面像

173

# 面具与英雄 >>

MIANJU YU YINGXIONG

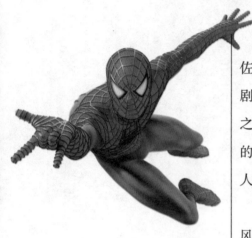

★ 戴面具的蜘蛛侠

在影视剧中，常常会出现一些蒙面的角色，像佐罗、蜘蛛侠、蝙蝠侠、蒙面超人，还有中国武侠剧中身穿夜行服的蒙面功夫高手、名山隐士……总之，那些把自己的脸用某些东西蒙起来不让人看到的角色，肯定会拥有特殊的身份和很多曲折且不为人知的故事。

黑色的面罩、及地的披肩、奔驰的骏马，雷厉风行——这就是大名鼎鼎的佐罗。阿兰·德隆扮演的佐罗形象曾经征服了无数观众。佐罗以他潇洒的外表，抱打不平的侠义之心，特别是黑色的眼罩和

"Z"字的标志，在荧屏上树立了非常独特的形象。佐罗黑色眼罩下那张半遮半掩的脸，更是给他这个角色带来了无限的神秘。

上个世纪末，好莱坞也把这个法国与意大利共同创作的佐罗形象搬上了荧幕。导演马丁·坎贝尔给人们讲述了一个《佐罗的面具》的故事。

在 20 年前，蒙面大侠佐罗被西班牙总督蒙特罗派部队跟踪，佐罗很快发现

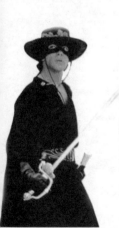

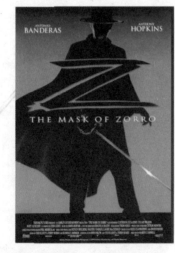

★ 佐罗和他的黑色面具

了那些跟踪部队，并为了阻止跟踪进行了反抗，
但是在反抗中，佐罗的妻子被蒙特罗杀害，在襁
褓中的女儿，也被蒙特罗他们抢走了，佐罗则被
蒙特罗关进了监狱。

在监狱，佐罗一直在找机会逃出来，终于有
一天，机会来了。佐罗戴上面具越狱成功。这时，
西班牙前总督蒙特罗仍在继续作恶，这个大坏蛋
正计划从墨西哥总统桑特阿南将军手中，买下整
个加利福尼亚。

为阻止蒙特罗的这个计划，佐罗找到被通缉
的江洋大盗马瑞塔，把他培养成自己的继承人，
并交给了他很多功夫。佐罗希望这个小伙子能够
摧毁蒙特罗的梦想。于是，传说中的佐罗面具传
到了马瑞塔的手里，可是，当新佐罗执剑对准那
位好胜的西班牙公主时，却发现他面对的，原来
就是当年被拐走的老佐罗的小女儿……

如果说每个人脸上的喜怒哀乐是别人眼中的
自己，那么镜中的自己是不是更真实？充满魔幻
色彩的影片《镜子面具》，告诉了我们这样一个
道理：镜子中的自己时而肥胖、时而消瘦、时而
丑陋、时而美丽，这不是因为照的镜子有什么不同，
更多的是在于照镜子时的心情与角度。

15 岁的少女海伦娜是马戏团主的千金，但是
她对马戏一点兴趣都没有，她整天画一些莫名其
妙的图画，把它们贴满了整面墙壁。一天晚上，
她因为上台表演的事情和妈妈争吵了起来，妈妈

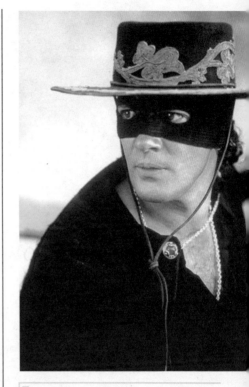

★ 《佐罗的面具》中的佐罗形象

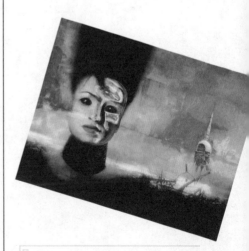

★ 《镜子面具》的宣传海报

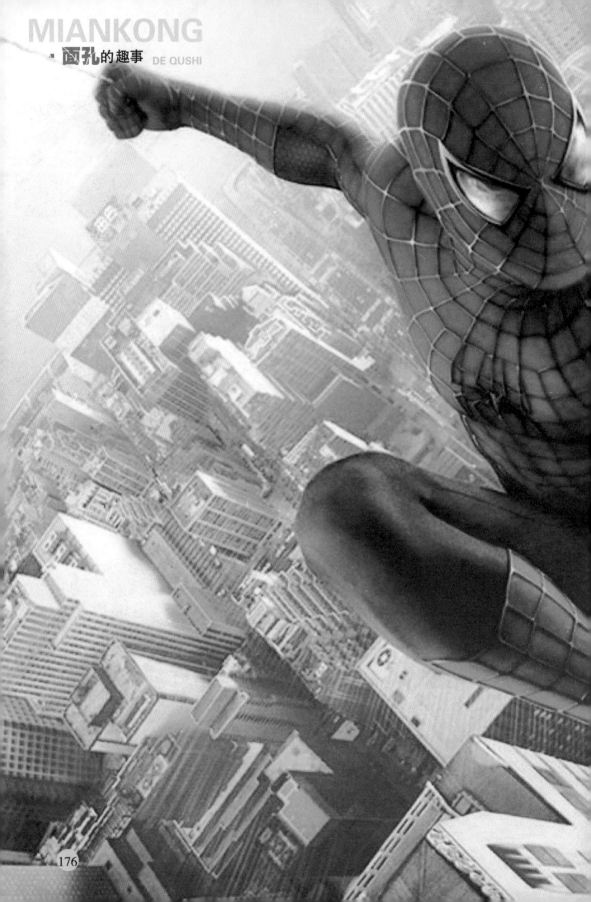

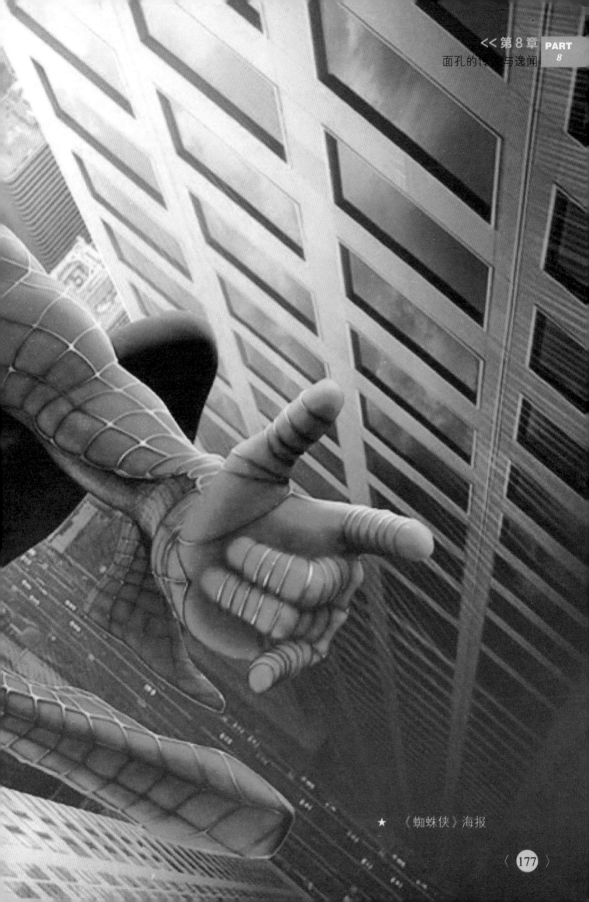

★ 《蜘蛛侠》海报

看到她这个样子，就伤心地掉头离开了她。海伦娜最后还是不情愿地穿上了戏服，漫不经心地来到戏台上表演。可是当她下台以后，她看到可怜的妈妈昏倒了，而且很快被救护车送往医院。马戏团因为资金周转问题已经陷入困境，银行借款迟迟不能审批下来，妈妈这时候又病倒了，真是祸不单行，海伦娜看不清以后的路该如何走……马戏团的状况每况愈下，一些演员在打退堂鼓，父亲虽然硬撑着并竭力劝说大家，但也无法使大家恢复信心。海伦娜伤心地独自来到楼顶上，想到病倒的妈妈，她非常内疚。

这天夜里，海伦娜做了个非常奇怪的梦，她梦见自己站在一面镜子前，镜中的自己的脸支离破碎，她爬起身走出房门，耳际却传来优美的音乐声，海伦娜立刻顺着声音传来的方向去寻找，发现几位演员在排练。但是突然间，演员们受到了一个怪兽

★ 演员范伦泰告诉海伦娜，这里每个人都要把自己的脸遮住，每个人都要有一个面具

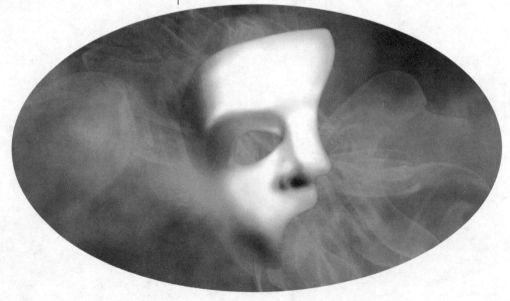

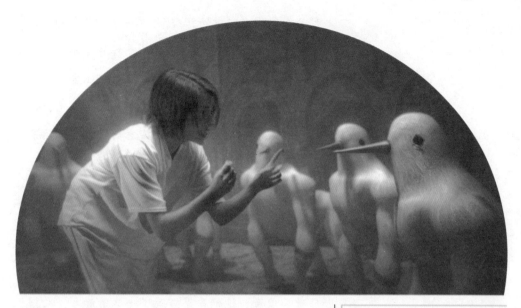

的袭击，海伦娜和一位名叫范伦泰的演员逃入了一个充满魔法的世界……演员范伦泰告诉海伦娜，这里每个人都要把自己的脸遮住，每个人都要有一个面具。

正在两人正打算着如何离开这个恐怖世界的时候，海伦娜却被一群长腿怪抓到了王宫。但是并没有海伦娜想象的那样糟糕，王宫里的首相带她看了躺在床上的王后。原来，这个世界有两个王国，他们各有一位王后，两国本来和平相处，相安无事。可是后来黑暗王国的公主偷走了一个咒符，王后从此一睡不醒，黑暗女王开始肆虐，即将用"影子"占领这个原本充满阳光的世界，海伦娜看着这个可怜的沉睡中的王后，想起了自己重病的妈妈，决定找出咒符救活王后。

聪明的海伦娜和范伦泰在这个国家的图书馆里，找到一本"真正有用的书"，她按书中的指示，找

★ 大鸟们帮助海伦娜暂时击退了"影子"

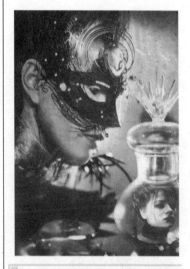

★ 当我们戴上面具后，面具下面的脸，还是不是我们自己的

179

到两个飘浮在空中的巨人，巨人被闻风赶来的"影子"杀死，巨人临死前把一只盒子交给海伦娜，告诉她那个咒符就是"镜子面具"。海伦娜在盒子中找到一把银钥匙，为了破解"镜子面具"的意义，她和范伦泰来到一家面具店，招待他们的是一位热情的女老板，在她家的洗手间里，海伦娜透过一只窗子，看到了现实中的"自己"正在和爸爸争吵，她忽然领悟到这并不是在做梦，而是被困在墙上的图画里，这个似曾相识的世界竟然就是自己平时画的画！

在拯救王后的过程中，海伦娜和范伦泰充满了磨难和艰辛。她们先是摆脱了一些猜谜犬，又摆脱了食人猫，两人来到一座钥匙形状的城堡，海伦娜在这里和一群大鸟成了朋友，大鸟们帮助海伦娜暂时击退了"影子"，并把海伦娜和范伦泰送到了王国的边界……

但不幸的海伦娜还是被"影子"抓到了黑暗女王的宫殿，范伦泰竟然背叛了她，拿着赏金走了！海伦娜被送到一间挂满钟表的房间里，一群会跳舞的小人把她梳妆成美艳的黑暗公主……

拿着黄金的范伦泰，思想经历着正反两方面的斗争，最后他的良知终于战胜了邪恶，回到满是钥匙孔的房间，打开其中的一个匣子，

★ 《变相怪杰》中的神秘面具

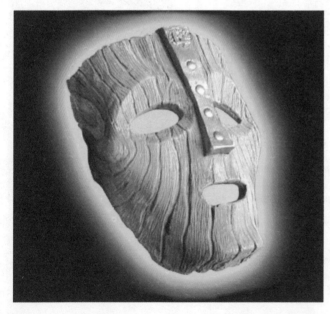

找到一封海伦娜写给他的信，
范伦泰拿着信找到她。而这时
的海伦娜想起妈妈从前说过的
话，终于她面对镜子，与镜子
融合在一起，拿到了镜子面具，
找到了咒符！海伦娜用面具回
到了现实世界！……

我们生活的世界是虚幻还
是真实？海伦娜为了回到自己
认定的真实世界而探索"镜子"
与"面具"的真相，最终却发现，
生活可以是一场梦，一场梦也
可以是生活，甚至自己都未必
是自己。

好莱坞著名演员金·凯瑞

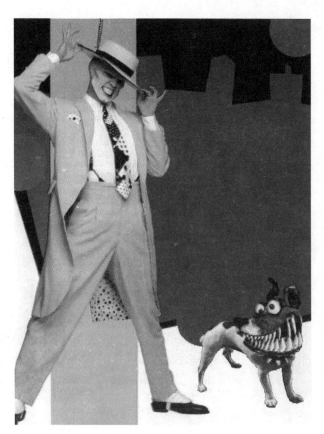

也给我们讲述了一个有关面孔与面具的故事。

★ 金·凯瑞扮演的"史丹利"

史丹利（金·凯瑞扮演）是一个非常普通而且
性格内向的银行出纳员，有一天，在他工作的时候，
见到了迷人性感的女客户蒂娜·卡莱尔，从此后他
却落入了犯罪团伙编织的感情陷阱。史丹利希望能
拥有财富和美人的爱情，但他自己知道那不过是自
己的白日梦而已。一想到这些，他就心情郁闷，一
天晚上，他在海边散步的时候发现了水面漂着一个
人脸似的东西，他以为有人落水，便急忙下水救人，
但是却捞起了一个神秘的面具，打听之后，他得知
这是传说中恶作剧神洛基的面具，但他并不知道，

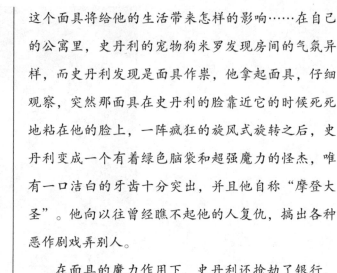

这个面具将给他的生活带来怎样的影响……在自己的公寓里，史丹利的宠物狗米罗发现房间的气氛异样，而史丹利发现是面具作祟，他拿起面具，仔细观察，突然那面具在史丹利的脸靠近它的时候死死地粘在他的脸上，一阵疯狂的旋风式旋转之后，史丹利变成一个有着绿色脑袋和超强魔力的怪杰，唯有一口洁白的牙齿十分突出，并且他自称"摩登大圣"。他向以往曾经瞧不起他的人复仇，搞出各种恶作剧戏弄别人。

在面具的魔力作用下，史丹利还抢劫了银行，并在棕榈夜总会和心爱的人蒂娜大肆歌舞，引起了黑帮头子的忌恨和警察的注意，但戴上了面具的他

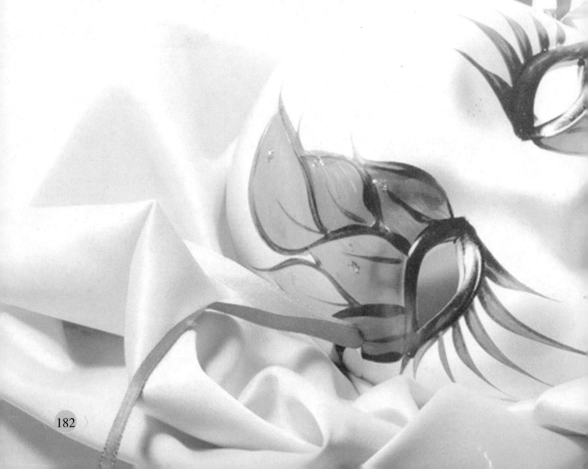

有超强的魔力，别人想要抓住他却十分困难。黑帮头子多利安得知面具的魔力后设计夺走了面具，史丹利则被关入监狱。一场混战之后，善良的史丹利用自己的智慧和勇敢战胜了邪恶的敌人，而他和蒂娜也终成眷属……

这虽然是一个充满着喜剧色彩的爱情故事，神奇的面具和夸张"换脸"使我们观众大饱眼福，可是在我们被金·凯瑞的滑稽动作逗得哈哈大笑时，肯定不会想过这样的问题，如果我们有一个如此神奇的面具，如果我们在戴上神奇的面具后具有了超能力，那么，你会干些什么呢？当我们具有超能力时，我们还是自己吗？当我们面对超能力的脸时，那还是我们自己吗？

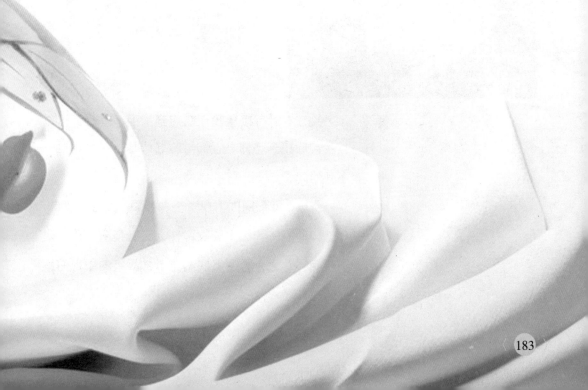

# 面孔带来的恐怖 >>

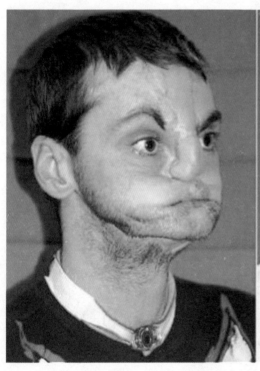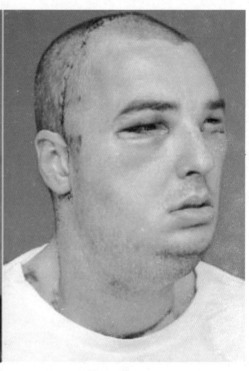

★ 恐怖与脸好像是一对永远也分不开的词语

　　脸，有时可以让我们联想到美丽，有时又可以让我们联想到恐怖。恐怖与脸好像是一对永远也分不开的词语。

　　所以在我们周围出现了很多有关脸的恐怖故事，什么碎脸啊，什么半脸啊，什么无脸怪啊，什么阴阳脸啊，总之，脸是那些编造恐怖故事的作者们最好的道具之一。

《午夜凶铃》里面贞子那张恐怖的脸成了很多人的噩梦，以至于很多人看过这部电影后得了后遗症，很长时间晚上不敢接电话，不敢看电视。

这个故事讲述了一个令人紧张窒息的故事。

女高中生友子和同学共同看了一盘来历不明的录像带，七天后，她和她的同学相继死去，这引起了女记者浅川的关注，她决定调查这个事件的缘由。浅川了解到友子死前曾看过一盘录像带，并因过分恐怖而住了院，于是她找到了他们看录像带的那家旅店，果真看到有一盘没有名字的录像带。浅川于是打开了录像机……浅川的前夫高山此时来到了她的身边，并且复制了一盘录像带决定和她一起研究。而此时他们只有七天的生存时间，他们将面临什么

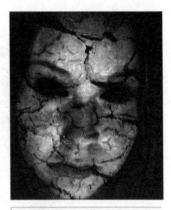

★ 恐怖故事中永远不缺少"恐怖的脸"

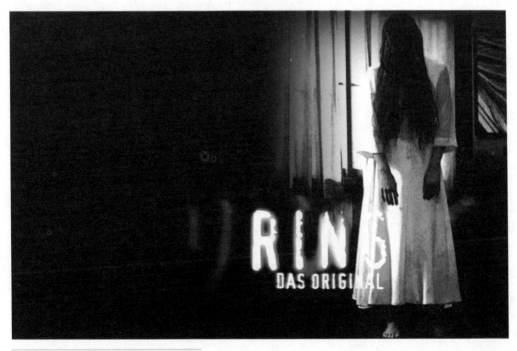

★ 午夜凶铃系列的宣传剧照

185

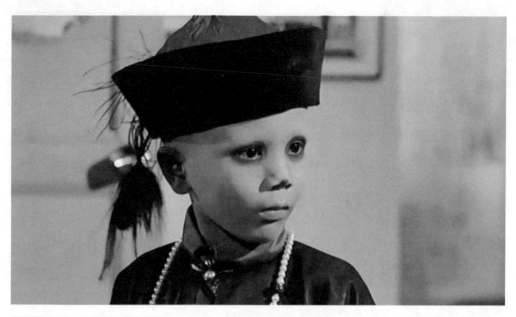

★ 《僵尸先生》中的"僵
尸脸"

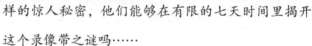

样的惊人秘密，他们能够在有限的七天时间里揭开
这个录像带之谜吗……

　　这部影片从始至终也没有让我们完整看到女主
角贞子那张恐怖的脸到底长什么样，人的想象是无
穷无尽的，可以给自己带来巨大的心理冲击。《午
夜凶铃》就是利用了这一点，整部片子以一种压抑
的方式加上宿命式的预言，不断给人心理暗示，魔
由心生，贞子的可怕不在其形而在于你对她的想象。
越是长发遮住的脸越是最可怕的脸，你没看到那长
发后面是什么，你就会把它想象的可怕无比。一张
看不见的脸，足以使我们每位观众都产生恐惧！

　　在世界各国的古代传说和现代影片故事中，还
有一张非常恐怖的脸，那就是僵尸。惨白的脸庞，
凶恶的眼神，两颗巨大的獠牙……这样的一张脸，
绝对可以称得上恐怖。

在影视剧中，更是出现了很多恐怖的僵尸面孔，男的、女的、老的、少的、中国的、外国的，真可谓是层出不穷。对于我们中国人来说，最为熟悉的就要属香港在上个世纪八九十年代所创作的一系列经典僵尸形象了。而《僵尸先生》更是以其集大成的僵尸形象，创造了一个当时的票房奇迹。

民国富绅任先生，家道渐衰，听风水先生的劝告，想把他父亲埋葬多年的尸体移往别处，以改变风水转运，以此来使家业再重新兴盛起来。于是找到道士九叔来帮忙办理此事。可是当打开棺木时，发现尸体竟完好如初，没有腐烂，道士九叔立刻对这种现象心生疑心，便让他的徒弟文才和秋生小心看管尸体，以防不测。就在当天深夜，任先生父亲的尸体突然变成僵尸，并杀死了富绅。九叔徒弟文才为了保护富绅的女儿婷婷，不幸身中尸毒，也逐渐变成了一个半僵尸……后几经九叔搭救，才恢复正常。同时，九叔另一个徒弟秋生，则被一个多情女鬼所迷惑，九叔及时察觉，但他看这个女鬼并没有什么恶意，并且在僵尸作恶时还救了秋生，便没有惩罚她，而是让这个女鬼乘风而去……在众人的努力下，那个僵尸被额上贴着

★ 《僵尸新娘》宣传剧照

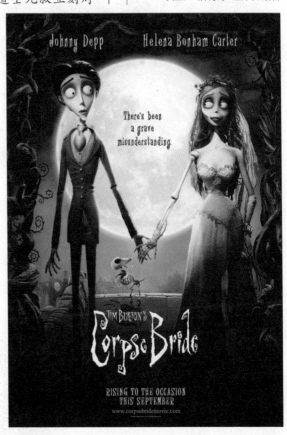

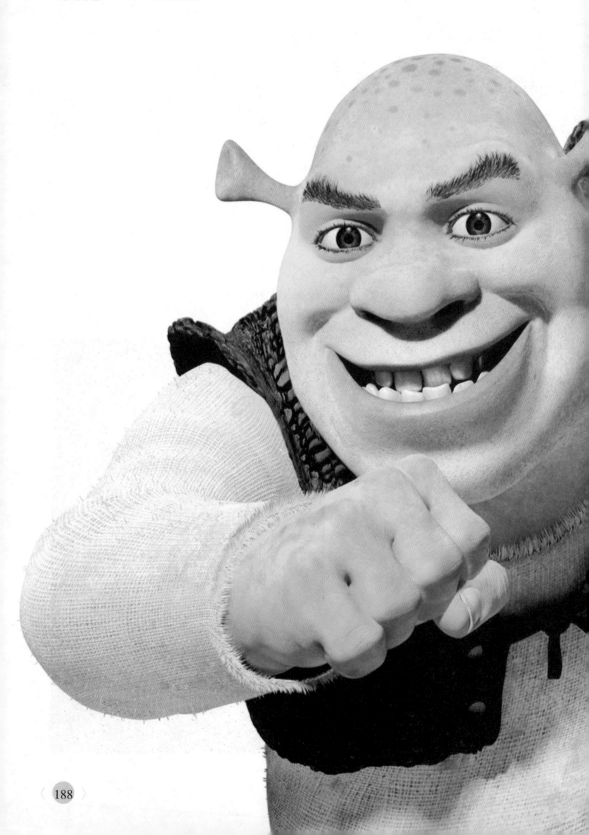

★ 恐怖的面孔不一定都会让人怕害。史瑞克
一家丑陋的外表下却有一颗善良、快乐的心

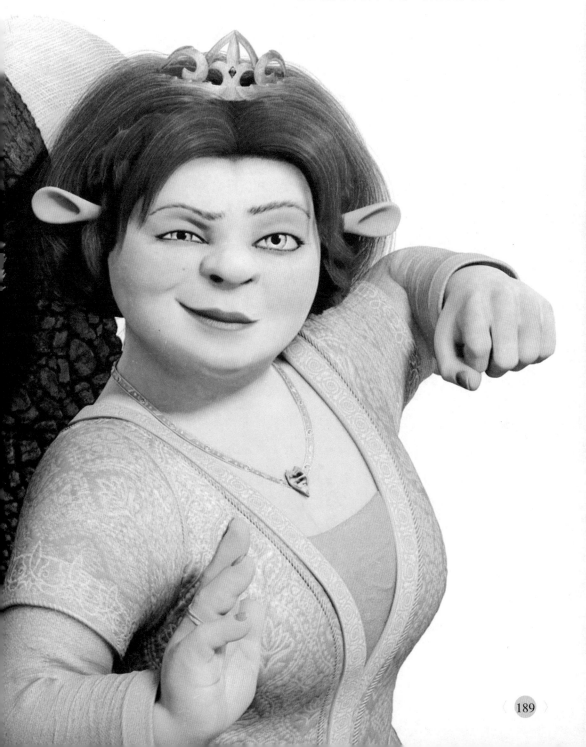

的符咒制服，但因为风吹落了符咒，僵尸又复活了，九叔面对这么厉害的僵尸，也是束手无策，正在这个性命攸关之时，九叔师傅茅山术士及时赶到，用咒语指挥群鬼同僵尸作战，才终于将这个僵尸先生消灭。

在这部影片中，导演塑造了一个非常经典的"僵尸脸"，面无表情的面孔，凶恶的眼神，两颗巨大突出的尖牙，相信谁也不想在夜里走路时看到这样的一张脸。

僵尸的脸，也未必都是这么恐怖，美国竟有人把僵尸的脸描绘的甚至有些可爱，这就是曾经风靡全球的经典动画片《僵尸新娘》中的女主人公。

19世纪欧洲的一个村庄，一个叫做维克多的男青年，父母要他娶一位从未谋面的女子维多利亚，婚期将近，双方父母决定让他们进行一次彩排。但是当两人相见时却一见钟情，相见恨晚。可是，在彩排时，维克多因为过于紧张，始终念不好誓言，彩排只得被迫暂停。垂头丧气的他走进树林，不断演练那几句简单的誓言。最后他决定再做一次演习。于是，他单膝跪在地上，开玩笑似的把结婚戒指套在面前的一根树枝上，然后轻念祝词，流利地讲出了自己的新婚誓言。然而这次看似荒诞的一次演习，却引出了一连串奇怪的事情，那个树枝竟忽然间变成一根腐烂的手指，一个身披婚纱的女子破土而出，原来那根树枝就是她腐烂的手臂，她站立在万分愕然的维克多面前，幽幽娇媚地说："你可以吻你的新娘了……"

原来自从她在新婚之夜被杀后，她就一直在等待着一个丈夫的出现，尚未摆脱愕然的维克多并不情愿，而且维多利亚也不甘心退出，双方的家长和牧师使出了一切的手段去证明维克多与这具僵尸的婚姻不成立，但维克多居然在不经意之间被这具有几分娇娆的僵尸所吸引。在僵尸新娘的引领下，维克多来到了"死人之地"，这里虽然是僵尸的地盘，但他们却跟阳间的活人一样潇洒地享受着生活，维克多发觉生与死的概念居然变得如此模糊，

★ 《僵尸新娘》剧照

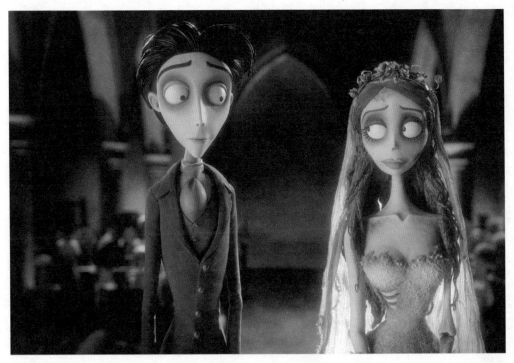

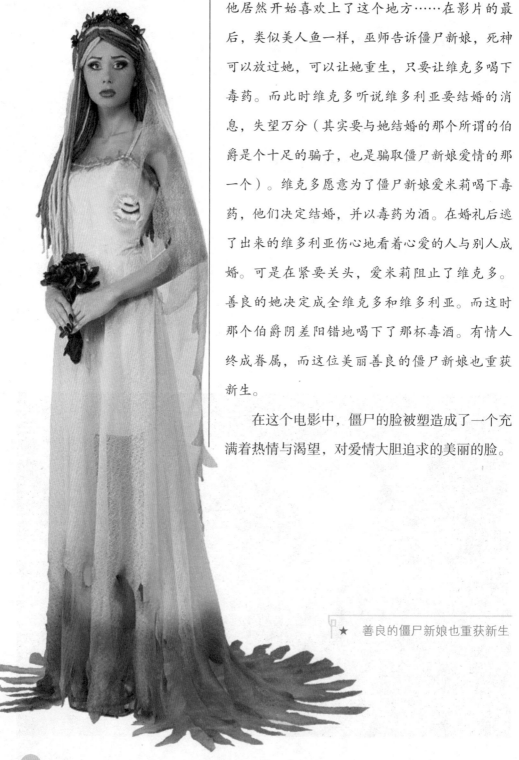

他居然开始喜欢上了这个地方……在影片的最后，类似美人鱼一样，巫师告诉僵尸新娘，死神可以放过她，可以让她重生，只要让维克多喝下毒药。而此时维克多听说维多利亚要结婚的消息，失望万分（其实要与她结婚的那个所谓的伯爵是个十足的骗子，也是骗取僵尸新娘爱情的那一个）。维克多愿意为了僵尸新娘爱米莉喝下毒药，他们决定结婚，并以毒药为酒。在婚礼后逃了出来的维多利亚伤心地看着心爱的人与别人成婚。可是在紧要关头，爱米莉阻止了维克多。善良的她决定成全维克多和维多利亚。而这时那个伯爵阴差阳错地喝下了那杯毒酒。有情人终成眷属，而这位美丽善良的僵尸新娘也重获新生。

在这个电影中，僵尸的脸被塑造成了一个充满着热情与渴望，对爱情大胆追求的美丽的脸。

★ 善良的僵尸新娘也重获新生